Breaking The Spell

呪縛を解き放つ!

ウイルスは妄想の産物

科学的エビデンスで
ウイルスと生命の真実を知る!

トーマス・カウワン 著
Thomas Cowan
リーシャ 訳

ヒカルランド

本書に含まれる情報は、適切な資格を有する医師その他のヘルスケア提供者の助言に代わるものとして使用されるものではありません。本書で紹介する内容は、あくまでも参考情報であり、正確かつ最新の情報をお届けするよう細心の注意を払っていますが、それを保証するものではありません。本書の情報を利用された場合、著者および出版社は一切の責任を負いません。

はじめに

私は、サリー・ファロン・モレルとの共著『The Contagion Myth（伝染病という神話）』の中で、新型SARS－CoV－2ウイルスの存在は証明されていないこと、そして、どのようなウイルスであれ、ウイルスが病原体であることを証明する説得力のある証拠は存在しないことを述べた。私たちが示したのは、これまで語られることはなかった、病に対する全く新しい考え方であり、それは現実世界での観察と明確な科学的証拠に基づくものである。私たちの考えが単純すぎたのかも知れないが、この見方を裏付ける証拠をひとたび世に送り出せば、世界はCOVIDの妄想から目覚めるだろう、そして人類がこれまでとは異なる道を歩んでくれるだろうと期待していた。

残念ながら、現状ではこの軌道修正は起こっていないことは明らかだ。同時に、今年（2021年）は間違いなく私にとってエキサイティングな年でもあった。私たちの本がAmazonから販売禁止となり、InstagramとYouTubeから削除されたのだ。予想通り、私はBBC、MSNBC、CBCといった様々な媒体から批判されたが、それよりも予想外だったのは、「反ワクチン」を掲げる医師、科学者、ジャーナリストらからも非難されたことだ。

しかし一方で、私の友人であるアンドリュー・カウフマン医師、ステファン・ランカ博士、そして私や、同じ考え方を持つ仲間は、調査した結果わかったことについて根気強く語り続けている。私たちは、自分たちが理解できる範囲で事実を説明する以外、声を上げる動機はない。今後も可能な限り科学を明確にする方法を探し求め、疑問や疑念を払拭するためにさらに研究を重ね、微力ながらも、一人でも多くの人に私たちが考察したことを伝えていきたいと考えている。

その理由は単純で二つある。第一は、私たちが正しいと知っていることを裏付けるためである。SARS－CoV－2ウイルスの存在は証明されておらず、したがって「COVID－19」がこの架空のウイルスによって引き起こされることは有り得ないということである。

第二の理由はより切実なことだが、人類が岐路に立たされていることである。本書で私がこれから述べようとするのは、私たちが今、大きく異なる二つの未来に直面しているということである。一つ目は、水の持つ生命力に基づくもので、これは創造主が私たちに意図した究極の未来である。そして二つ目は、「in silico（イン・シリコ）」と呼ばれるクォーツ（石英）の特性を応用した未来である。この未来では、人が人であることの本質、つまり生命そのものがコンピューター化され、管理され、操作され、監視されるようになるだろう。

二つ目の未来は、私が望むものではなく、私の家族や友人、そして世界が目指す未来でもない。私は、この「イン・シリコ」の未来を信じることが巨大な妄想の上に成り立っていることを意味し、それは私たちが打ち砕かなければならないものであることを、本文の中で示したいと思う。今こそ私たちの成すべきことは、賢明かつ謙虚に、地上の生命を導く成熟した存在となることである。

真実を見極め、そこに生きるための探究に、一人でも多くの人が参加してくれることを願っている。

トム・カウワン

2021年8月

目次

第2章

SARS－CoV－2の存在は科学的に証明されていない！
現代版「分離」法によるSARS－CoV－2

第3章

ＰＣＲ検査は無効だった！
ＰＣＲ検査で検出されるのは破壊された遺伝的配列であり、「ウイルス」ではない

第4章

人間は何からできているのか？生命の基本構造を考える――教科書で習った細胞は人工物であり、実際は存在しない⁉

第5章
私たちが「病気」と呼ぶものの正体とは何か？全てを統合・コヒーレント化する水の性質が自然治癒法の基礎をなす!?

第6章 健康を確実にするための実践的ステップ

カバーデザイン　重原　隆
校正　麦秋アートセンター
本文仮名書体　文麗仮名（キャップス）

第１章

ウイルス学者はどのようにして新型ウイルスを特定し、それが病気を引き起こすことを証明するのか？

ここ１年で、私は数えきれないほどの講演や講義、インタビューを経験した。そこからわかったのは、ほとんど全ての一般市民、ジャーナリスト、弁護士、医師を含む医療従事者あるいは健康関連分野の活動家は、この問いに対してどう答えてよいのか全く見当がつかないということだ。多くの人にとって、COVID は今や生活の一部となってしまったが、このウイルスが存在するかどうかを確認する方法をいまだに知らないのである。

科学において疫学が果たす役割は、探究すべき筋道を示すこと（あるいは、示すべきもの）である。ところが、科学者が疫学を誤用・悪用した場合、ハーバード大学の元疫学部長の言葉を借りると、「社会に迷惑をかける」存在となり、「善よりも害をなす」ことになる。

例えば、水ぼうそう、狂犬病、麻疹、エイズ、COVID-19といった、「ウイルス性」疾患にかかっている人がいたとしても、その人から直接ウイルスが分離されたという証拠を提示した文献は皆無である。興味深いのは、世界中どの政府の保健機関も、この点について異論を唱えていないことである。

超遠心分離では、変数（この場合はウイルス）を分離し、次にウイルスの特徴を明らかにする。純粋なウイルスが存在すると確認されれば、実験動物をそのウイルスに晒すことができる。だが、このシンプルで誰にでもできる実験が、いわゆるウイルス性疾患で成功したことは一度もなく、COVID-19やSARS-CoV-2では試みすらされていない。

「ウイルスの存在」をどうやって証明するのか、誰もわからない

パティシエを雇う際、ケーキの焼き方を具体的に説明できないような人は雇わないだろう。また、木の小屋を建てるのにハンマーという道具を知らない大工を雇おうとする人もいないはずだ。同様に、本章のタイトルの問いに答えるにあたって、ウイルス学者が行う正確な方法がわからなければ、COVID－19の原因とされているウイルス、つまりSARS－CoV－2が存在するか否かを判断することはできない。

ここで明確にしておきたいのは、「そのウイルスについては検査しているはず」とか「医師は皆、ウイルスがいると思っている」というような答えを期待しているのではないということだ。私が強調したいのは、世界中のウイルス学者が実践すべき科学的手法についてである。私は、一旦この手法を正確に理解すれば、二度とウイルスが病気を引き起こしたとは思わなくなると確信している。にわかに信じられないかもしれないが、実はとても単純なことなのだ。

まともで道理のある世界であれば、医学の権威は人々の教育者として、この単純な問いに対する答えを最優先にしたはずである。これから説明するように、この科学的手法はいたってシンプルなものだ。もちろん、世界中の誰もが、それを知っておいて損はないだろう。

ここ1年で、私は数えきれないほどの講演や講義、インタビューを経験した。そこからわかったのは、ほとんど全ての一般市民、ジャーナリスト、弁護士、医師を含む医療従事者あるいは健康関連分野の活動家は、この問いに対してどう答えてよいのか全く見当がつかないということだ。多くの人にとって、COVIDは今や生活の一部となってしまったが、このウイルスが存在するかどうかを知る方法をいまだに知らないのである。この先10ページほど読み進めてもらえれば、皆さんが再び今回のような苦境に立たされることはないだろうと期待している。

まず、圧倒的多数の一般人や医療従事者が考える、ウイルス学者によるウイルスの存在証明の方法から説明しよう。

科学者の疫学への誤用・悪用は「善よりも害をなす」

大多数の一般人や医療従事者は、ウイルス学者がどのようにしてウイルスの存在を証明すると思っているのだろうか。この質問に対してよく耳にするのが、「世界各地で何百万もの人が病気になって亡くなっているではないか。だから、ウイルスが原因に決まっている」という答えである。たいていの人が、病気が場所から場所へ、あるいは人から人へと広がっていることが明らかになれば、それはウイルスが原因であることの「証明」になると主張する。例えば、「これまでサン・クエンティン刑務所にはＣＯＶＩＤ症例はなかったのに、ＣＯＶＩＤ感染者が送り込まれたから、多数の人が病気になった」（あるいは少なくとも「陽性」と判定された）といった話があるが、ここでもウイルスが原因であるとされている。

例えば、ベッシーという女性が教会に行き、一週間後具合が悪くなったのは、教会で陽性反応が出た人と接触したからだという例もあるが、私はこの手の話を山ほど聞いてきた。ここで重要なのは、本来、科学者、ウイルス学者、優秀な医師は誰もこうした疫学的な観察結果がウイルス存在の証明になるとは主張しないはずだということだ。実際には、医学や科学における疫学の役割は、主に仮説を立て、それを実験室で検証して因果関係を証明することである。疫学では、ウイルスの存在を証明することは決してできないし、病気の原因も証明できない。それは疫学の役割ではなく、この点に関しては、科学界では実質的に異論はない。

もし、同じ場所でたくさんの人が病気になったということが、ウイルスとの因果関係を証明するのであれば、ヒロシマ（原爆）はウイルスによって引き起こされたに違いないと結論付けることができてしまう。病気の蔓延がウイルスによるものであることの証明になるとすれば、チェルノブイリ原発事故でさえもウイルスが原因であったという可能性が出てくる。かつて１００年以上にわたって、船乗りが船上で次々と病に倒れるという現象が起きていた。歯は抜け落ち、多くの者が心不全に陥って死亡した。ほとんどの人にとって、船乗りから船乗りへと何かが伝染しているのは「一目瞭然」だった。

ところが何かのきっかけで、ある船乗りがライムを食べたところ、その現象は全て治まった。実は、病気の船乗りは壊血病にかかっていたからで、それはビタミンCの欠乏によって引き起こされる病だったのだ。

このように、疫学的な観察が、伝染病という考え方にこだわり続ける医師らをいかに誤った方向へと導いたかを示す例は他にもたくさんある。例えば、今でこそビタミンB欠乏症としてよく知られているが、ベリベリとペラグラは、何十年もの間、伝染病が原因だと考えられてきた。それは、ビタミンBなどの栄養欠乏症は同じ家族に同時に現れることが多かったためである。

改めて強調しておくが、科学において疫学が果たす役割は、探究すべき筋道を示すこと（あるいは、示すべきもの）である。ところが、科学者が疫学を誤用・悪用した場合、ハーバード大学の元疫学部長の言葉を借りると、「社会に迷惑をかける」存在となり、「善よりも害をなす」ことになる（1）。

例えば「ＣＯＶＩＤ」の場合、感染する可能性のあるものが、この新たな病気の原因であるという仮説を立てることに異論はないが、同時に、他にも可能性のある様々な原因についても探るべきだと私は主張する。より端的に言うならば、疫学を持ち出してこのウイルスやあらゆるウイルスの存在を証明しようとする姿勢は、科学的に未熟で非合理的である。

「ウイルス性」疾患に罹患した人から「ウイルス」が分離されたのを証明した論文は皆無！

さて、ここからは、ほとんどの人が実行されたと信じていること、そして、大半の医師がそう考えていることについて説明したいと思う。ほとんどの一般人は、研究者が未知の病気に遭遇したとき、最初にすることはその症状を詳しく調べることだと思っている。そして、同様に病気の人がある程度集まったら、次にその人たちの様々な体液を検査し、共通するウイルスを特定するのだろうと思い込んでいる。一般的に想定されていることは、ウイルスがそうした人の中に大量に存在し、一様の形態（大きさ、形、物理的特徴）を持ち、それぞれのウイルス（ビリオンと呼ばれる）が全く同じ遺伝物質を含むことが示されるということである。これこそが、本来あるべき明確で、論理的かつ合理的な、新たなウイルスを発見するためのアプローチなのだ。

ところが現実で行われているのは、こうしたアプローチとは全く異なっている。

一部の「ウイルス性」疾患とされているものは共通した症状を示すが、「COVID－19」のように共通した症状を示さないものも多い。このことは明らかに問題を複雑にしている。つまり、そもそも病気の明確な定義がなければ、どの病人を検査してよいかを即座に特定することは至難の業であるからだ。しかし、麻疹や水ぼうそうのような、最も明確に定義された「ウイルス性」疾患であっても、次のような驚くべき事実は否定できない。それは、医学の歴史上、病気を引き起こす原因とされているウイルスが、病人の体液から分離されたことを示す研究は、これまで一例も発表されていないということである。

つまり、例えば、水ぼうそう、狂犬病、麻疹、エイズ、COVID－19といった、「ウイルス性」疾患にかかっている人がいたとしても、その人から直接ウイルスが分離されたという証拠を提示した文献は皆無なのだ。興味深いのは、世界中どの政府の保健機関も、この点について異論を唱えていないことである。同様に、ウイルス学の研究に従事している、あるいは著書を発表しているウイルス学者や医師の誰一人として、この点において反対する者はいない。さらに、CDC（疾病予防管理センター）、パスツール研究所、ロバート・コッホ研究所などの機関からも、この点に対する否定的な見解は出ていない。

このことを裏付ける証拠として、私たちは40か国２２３（２０２４年６月14日現在）の政府機関から、ＳＡＲＳ−ＣｏＶ−２がヒトから直接分離された例はないとする文書を入手している（２）。また、ＳＡＲＳ−ＣｏＶ−２の「分離と精製」に関する最重要論文の筆頭執筆者の数人からも、ＳＡＲＳ−ＣｏＶ−２を病人の体液から直接採取しようとしたことはないという文書による証言が得られている（３）。そして、多数のウイルス学者に直接聞いたところ、どのような病人の体液からも病原性ウイルスは分離できないことがわかった。彼らは口々に、それ（分離）は現在の科学の実践者がしていることではないと言う。

ただ、次の点については明解にしておく必要がある。それは、体液の検体からウイルスとされるものの大きさや形、特徴を持った粒子を分離することが技術的に不可能、あるいは難しいわけではないということだ。すでに何十年もの間、科学者らは細菌培養からいわゆるウイルスと同じ大きさの粒子（バクテリオファージと呼ばれる）を分離し、精製したものを電子顕微鏡で観察してきた。この場合、一つの培養液から得られた粒子は形態学的に全て同一であり、どれも全く同じタンパク質でできており、遺伝配列も完全に一致している。

ウイルスが存在することを確認する方法――COVID-19ではなされていない実験

ウイルスほどのサイズと特徴を持つ粒子であっても、コーヒー豆からカフェインを分離する方法と原理は同じで、単純なものである。最初に、調べたい液体から検体を採取する。次に、それを（ミキサーにかけるようにして）水に浸して柔らかくし、ろ過する。使用するろ紙は、ウイルス程度の微粒子も含め、可溶性のものであれば何でも通過させることができる。その後、細胞、真菌、細菌を取り除き、残った液体を「ショ糖密度勾配」という装置にかけ、分子量ごとにバンド状（グループ）に分ける。このプロセスは超遠心分離と呼ばれる。

超遠心分離では、対象のウイルスがバンド状に分離される。そして、そのバンドをマイクロピペット（少量の液体を正確に測りとるための器具）を用いてグラジエント（勾配）から取り出すことで、純度をチェックすることができる。こうして、バンドにはウイルスしか含まれていないことが確かめられる。その後、ウイルスについて調べ、その正確な形態を判断し、全ゲノムの配列を決定する。このプロセスで最も重要なことは、この分離・精製されたウイルスを実験動物に接触させ、発病するかどうかを観察することである。

以上の手順は、本来あるべき科学の姿である。まず、変数（この場合はウイルス）を分離し、次にウイルスの特徴を明らかにする。

34

純粋なウイルスが存在すると確認されれば、実験動物をそのウイルスに晒すことができる。だが、このシンプルで誰にでもできる実験が、いわゆるウイルス性疾患で成功したことは一度もなく、ＣＯＶＩＤ－19と名付けられた病気の原因とされるＳＡＲＳ－ＣｏＶ－2では試みすらされていない。一度たりともなされていないのだ。

ウイルスの存在を示す実験を行わない不埒な回答

私が医師やウイルス学者に、なぜこの単純明快で論理的かつ合理的な方法で新たなウイルスの存在を示し、それが病気の原因であることを証明しないのかと尋ねると、次の二つの答えのどちらかが返ってくる。

第一は、「どの病人の体液にも、この方法ではウイルスを見つけるのに充分な量のウイルスが存在しない」というのである。私は科学者らに、「COVID」を発症したとされる1万人の気管支から採取した体液を集めたらウイルスが見つかるのかと質問したことがあるが、答えは同じで、「見つかるほどのウイルスが見つかるのか」であった。もちろん、これには疑問を抱かざるを得ない。一体どのような理論に基づき、ウイルスが病気を引き起こしていると主張するのか？　これには、どの科学者からも回答はなかった。

第二は、「ウイルスは細胞内に生息する『寄生虫』であるため、当然ながら細胞外には存在しない」という答えだ。ウイルスは人から人へ感染するとされているので、どのようにして感染するのかと尋ねると、ウイルス学者らは「細胞から飛び出て飛沫になり、次の人へ感染する」と答える。つまり、ウイルスは細胞の外にいるときに感染することになる。それではなぜウイルス学者らは、ウイルスが**細胞外**にあると考えているにもかかわらず、この感染過程でウイルスを見つけることができないのだろうか？

ここで一つのジレンマに直面する。これまでウイルス学者の誰も、病人の体液から病原性ウイルスを分離したことがないことは明白である。SARS－CoV－2に関する論文だけでも数千に及ぶが、あるウイルスが「分離」され、特徴づけられ、動物に病気を引き起こすことが明らかになったとウイルス学者らが主張できるのはなぜなのだろうか？　SARS－CoV－2のゲノムの塩基配列が決定され、その変異種が発見されたという主張は山ほどある。ウイルス学者がこうした主張を正当化する根拠を探ることは、ウイルス学がその科学的完全性をいかにして失ったかを理解する鍵となる。

ウイルス学者がウイルスを分離するために、先述したような単純明快な手順を踏んでいないとしたら、何を根拠にウイルス学者は新たなウイルスの存在を主張し、それが病原体であるとの確証を得るのだろうか？ ウイルス学者の主張は、CPE（Cytopathic effect：細胞変性効果）と呼ばれるものがウイルスの存在と病気を引き起こす可能性を証明するというものである。これについて、異議を唱えるウイルス学者はいない。

ウイルス証明の標準となったエンダースの実験——欠陥だらけの培養法とは？

ＣＰＥについて理解するためには、ウイルス学の歴史において、1950年代初頭に起こった決定的な出来事を再確認する必要がある。当時、ウイルス学者らは、電子顕微鏡がウイルスの大きさや形態を持つ粒子を観察するための道具であることに気づいたが、同時に、どの病人からも一様な粒子は出てこないことも知った。つまりこの時点で、ウイルス学の根本が否定されていたわけである！

ところがウイルス研究者にとって好都合だったのは、ジョン・フランクリン・エンダースという人物が、後にウイルスの「培養法」として広く知られるようになったプロセスを「発見」したことから窮地を脱したことである。エンダースはこの発見により1954年にノーベル賞を受賞した。1954年（4）と1957年（5）、エンダースは二つの論文を書き、「最小栄養培地」を使ってウイルス培養を行う方法を発表した。この方法は、以来、あらゆるウイルス証明の標準となった。

ウイルスは極めて微細な粒子であり、電子顕微鏡でしか見ることができないとされている。また、ウイルスはDNAかRNAのいずれかの少量の遺伝物質を包み込んだタンパク質の被膜を持つ微粒子であると考えられている。問題は、この特殊な粒子を見つけ、それが宿主に付着して増殖し、宿主を破壊することを証明しなければならないことである。

こうしたウイルスの定義に関する要素を踏まえ、エンダースが1954年に発表した論文（4）で明らかにした実験方法を説明しよう。エンダースの実験は、麻疹の症状で入院した7人の子どもの咽頭ぬぐい液を採取することから始まった。興味深いことに、この検体採取用綿棒には、ミルクが2㎖含まれており、それ自体が遺伝物質の供給源となる。彼はミルクに浸した綿棒を次のような溶液に加えた。

「ペニシリン100㎍／㎖とストレプトマイシン50㎎／㎖を、全ての咽頭標本に加え、5450rpmで約1時間遠心分離した。上澄み液と沈殿物を少量のミルクで再び懸濁させたものを別の接種材料として、0・5㎖から3・0㎖の異なる量で様々な実験に用いた」(4)。

「接種材料」とは、単に次の工程で使う検体のことで、この材料を「トリプシン処理したヒトとアカゲザルの腎臓」細胞の培養液に植え付けるというものだ。この培養液に、彼は次のものを加えた。

「培地は、ウシ羊水（90％）、牛胚エキス（5％）、ウマ血清（5％）、抗生物質、及びフェノールレッド（細胞代謝の指標）の組成であった」(4)。

わかりやすく言えば、エンダースは検体を、タンパク質や遺伝物質の材料として知られている6種類の物質と混ぜ合わせたということだ。現在では、こうした物質が分解されると、いわゆるウイルスと呼ばれる大きさと形態を持つ粒子になることが判明している。6つの物質とは、牛乳、ヒト腎臓細胞、アカゲザル腎臓細胞、ウシ羊水、牛胚エキス、ウマ血清である。

この培養液に、エンダースの研究グループは次に腎毒性として知られる抗生物質、中でもストレプトマイシンを加えた（現在、科学者はゲンタマイシンやアンフォテリシンを使うことが多い）。エンダースと共同研究者らは、この培養液を何日間にもわたって観察した。CPEが培養細胞に現れたとき、つまり健康で正常な大きさの培養細胞が、細胞内に穴や液胞を持つ無秩序で巨大な細胞へと変化したとき、エンダースはこれこそ咽頭ぬぐい液から検出されたウイルスが培養細胞を破壊している証拠であると結論づけた。エンダースにとって、このＣＰＥは死にかけた細胞の象徴であり、麻疹の検体に含まれていたウイルスが培養中の細胞に感染し、破壊したために起きたとしか考えられなかった。

今日に至るまで、わずかな例外を除き、「ウイルスの分離」は全てこの欠陥だらけの培養法から始まっている。しかも、あらゆる遺伝子解析は、この細胞培養の結果に対して行われるのであり、分離・精製されたウイルスに対して行われるわけではない。これには一切の例外はない。つまり、ウイルス学者が新たなウイルスのゲノムを解明する場合、病人からウイルスを分離し、その粒子の塩基配列を決定するのではない。その代わりに、病人から未精製のサンプルを採取し、（上述した）組織培養にかけ、その結果できた混合物を分析するのであり、ウイルスそのものを分析するのではない。

第1章　ウイルス学者はどのようにして新型ウイルスを特定し、
　　　それが病気を引き起こすことを証明するのか？

一旦、ウイルス学者が実践してきた手法が判明すると、次の二点が重要な疑問点として浮かび上がってくる。まず第一に、CPEが病人由来のウイルスの結果であり、飢餓や毒素を添加した細胞培養の結果ではないということを、どのようにして確証を得るのだろうか？　第二に、最終培養の結果得られた粒子や遺伝物質が、病人から採取されたウイルスの増殖のみに由来するものであり、タンパク質や「ウイルス」、さらには遺伝物質を含むと言われている培養液に添加された6種類の物質のどれにも由来しないことを、どのようにして確信できるのだろうか？　この二つの疑問は、ウイルス学という学問の根幹をなすものであるにもかかわらず、驚くべきことに、その答えとなるような厳密な対照実験が一度も行われていないのである。

「ウイルス」なるものは、壊れた私たちの組織でしかなかった

興味深いことに、エンダース本人が、自身の実験方法の潜在的な落とし穴に気づいており、次のように指摘している。

「第二の病原体はサル腎臓細胞の未接種培養から得られた。それが誘発する細胞変性は、未染色調製物の場合、麻疹から得られたウイルスと自信を持って区別することができなかった」（4）。

つまり、エンダースは対照実験について具体的には記していない

が、この細胞培養実験の全てを繰り返したが、今回はどの病人から採取したものも加えなかったと述べている。ＣＰＥや、結果として生じた粒子は、培養液に麻疹を植え付けた際に得られたものと「区別がつかなかった」のである。これは、いかなるＣＰＥも培養条件によって引き起こされたものであり、麻疹患者由来のウイルスによるものではないことを示す確固たる証拠である。

エンダースは１９５７年に発表した次の論文でも、実験方法に関する懸念を繰り返し述べている。

「ラックルも最近、同様の結果を報告し、さらにサルの腎臓組織から麻疹ウイルスを分離したが、これまでのところヒトの麻疹ウイルスと区別がつかない」（５）。

言い換えれば、2人目のウイルス学者ラックルがサルの腎臓細胞から検出した粒子は、エンダースがヒト麻疹ウイルスと称したものと「見分けがつかない」ものであったということだ。

これは、医師も一般の人もほとんど気づいていないことだが、全てのいわゆる「生ワクチン」と呼ばれるものは実際には、部分的に精製された（最小限にろ過された）細胞培養混合物に過ぎないのである。麻疹のワクチン接種プログラムでは、この細胞培養実験の結果から得られたものを、大規模に注射することになる。

1957年の論文後半で、エンダースは再び核心的なジレンマに直面している。すなわち、彼がヒト麻疹ウイルスと名付けた粒子の起源をどうやって知ることができるのか？　という問いである。以下は彼がワクチンに関する問題について言及した部分である。

「弱毒ウイルスによるワクチン製造に霊長類の培養細胞を用いることには潜在的なリスクがある。それは、霊長類の組織に潜伏している可能性のある他の病原体の存在は、周知のいかなる方法によっても確実に排除できないためである」（５）。

エンダースの論文から明らかなことは、彼がヒト麻疹ウイルスであると主張した粒子の起源が、実際には病人からもたらされたものなのか、あるいは細胞培養に使われた遺伝物質源の一つが分解された結果なのか、見当がつかなかったということである。

１９５０年代には、外因性の病原性ウイルスと、死滅しつつある細胞が壊れてできる通常の粒子とを識別する術はなかった。それから67年後、今日のような最新の分析ツールがあれば、ウイルス学者らは、この二つの存在を区別できるはずである。しかし、まさしくこの問題について、２０２０年5月に発表された論文にはこう記載されている。

「このように著しい類似性を持つＥＶ（細胞外小胞）とウイルスは、ウイルス感染が生じた際に放出されるＥＶを焦点に当てた研究において、多くの問題を引き起こしてきた……。しかし今日に至るまで、完全な分離を実際に保証できる信頼性の高い手法は存在しない」（6）。

今日、ウイルス学者は、死滅した、あるいは死にかけた組織から生じる不可避の分解産物をＥＶ、あるいは「エクソソーム」と呼んでいる。この粒子は病人の体液から直接分離・精製することができる。ウイルスが人の体外から発生し、場合によっては病原体とみなされるという点で、ＥＶはウイルスとは概念的に異なる。ＥＶは、人体組織が分解されたもので、病原性はない。そして２０２０年５月現在、ウイルス学者らは両者を区別できないことを認めている（６）。

これに対する現実的な説明は一つしかない。それは、「ウイルス」のようなサイズ、組成、形態を持つ粒子は全て、実際には私たち自身の組織が壊れた結果として生じる、ごく自然で必然的なものだということである。そして、組織が壊れるのは、エンダースの実験の培養細胞が破壊されたのと同じ理由である。つまり、飢餓状態にあるか、毒に侵されているか、あるいはその両方である。死滅しつつある組織は無数の粒子を生成するが、残念ながら、これらの粒子は病原性を持つ外因性ウイルスと誤って認識されてきた。今こそこの誤解を解くべきときである。

第2章

SARS-CoV-2の存在は
科学的に証明されていない！
現代版「分離」法による
SARS-CoV-2

SARS-CoV-2の分離とその特徴付けについて最も影響力のある研究ですら、患者から採取したぬぐい液の中からウイルスを探すことも、ウイルスのゲノムを検査することも一切試みていない。

SARS-CoV-2の「分離」とその特徴を記しているどの論文も、ウイルスの培養から始めており、病人から直接採取した体液を用いたものではない。

要するに、このオーストラリアの研究者らが「コロナウイルス」と称する粒子は、培養液にトリプシンを加えて初めて、スパイクタンパク質に象徴される独特の輪のような形を示すようになったのである。

では、ウイルスの存在が証明されておらず、研究者が実際にウイルスを扱ったことも所持したこともないと認めていれば、COVID 検査は何を調べているのだろうか？

ＳＡＲＳ－ＣｏＶ－２の分離を研究した重要な論文ですら、ウイルスの存在も、病人への関与も証明していない

ＳＡＲＳ－ＣｏＶ－２の分離とその特徴付けについて最も影響力のある論文を精査することは極めて重要である（１）。この論文の最大のポイントは、オーストラリアでＣＯＶＩＤ－19と診断された最初の患者からＳＡＲＳ－ＣｏＶ－２が分離されたとしていることである。そのため、この論文はＳＡＲＳ－ＣｏＶ－２の起源とされる中国以外での発生に関して、最も重要な論文として位置づけられている。

この論文の著者Caly et al.（キャリーほか）は、エンダースが60年以上前に使用したものと全く同じ手法を使っている。最初のセクションでは、患者の臨床状況を説明し、次にウイルス探しに取りかかる。これも従来通りである。

「初めの鼻咽頭ぬぐい液の材料は、Ｖｅｒｏ／ｈＳＬＡＭ細胞株の培養に用いた」（1）。

つまり、患者の鼻と喉から採取した未精製粘液の検体を、サルの腎臓細胞の培養液に付着させたということである。研究者チームは、患者から採取したぬぐい液の中からウイルスを探すことも、ウイルスのゲノムを検査することも一切試みていない。次章で取り上げるＲＴ－ＰＣＲ（逆転写ポリメラーゼ連鎖反応）分析だけが行われたのである。

　この論文では、培養方法についての記述はないが、参考資料の中で、通常の最小限の栄養培地の使用と、増殖用培地に二種類の抗生物質（ゲンタマイシンとアンフォテリシン）を加えたことが記載されている。当然のことながら、細胞がこのように飢餓状態に置かれ、毒にさらされた結果、細胞は破壊され（CPE：細胞変性効果）、培地中に放出された「ウイルス」粒子が作り出される。この過程も、また、EV（細胞外小胞、すなわち、ウイルス）と共に、無数の遺伝物質源が最終培養液中に存在することを意味する。この中には、患者に感染した可能性のある外因性ウイルス（仮にそのようなウイルスが存在すればの話だが）、患者から採取した未精製の綿棒から採取した遺伝子粒子、子牛胎児血清、サルの腎臓細胞などが含まれる。しかし、キャリーの研究チームは、その遺伝子物質がどこで発見されたものなのか、特定するつもりも全くないようだ。

次に著者らは、得られた培養液の電子顕微鏡写真についてこう記している。

「Ｖｅｒｏ／ｈＳＬＡＭ細胞を切り取った電子顕微鏡写真には、細胞質膜に結合したコロナウイルス粒子を内包する小胞が写っていた(Box 5, B)。複数回にわたる失敗の後、スパイクタンパク質に特徴的な外縁を持つビリオンの回収に成功し、トリプシンを細胞培養液に加えることで、ビリオンの形態がたちまちきれいになることが判明した」（１）。

要するに、このオーストラリアの研究者らが「コロナウイルス」と称する粒子は、培養液にトリプシンを加えて初めて、スパイクタンパク質に象徴される独特の輪のような形を示すようになったのである。トリプシンはタンパク質の消化酵素であるが、ウイルスはタンパク質の「被膜」を持つと主張されている。タンパク質でコーティングされた粒子にタンパク質消化酵素を加えると、タンパク質で覆われていた部分が食べられてしまい、電子顕微鏡写真で見ると突起があるように見える粒子が完成すると考えるのが合理的である。

もちろん、この実験室で誘発された結果は、こうした粒子が生きた人体内で実際に存在するか否かとは無関係である。

この論文から読み取れる、合理的、論理的、かつ科学的な結論はただ一つである。

この研究者らは、Vero／hSLAM細胞を破壊させるものが何かを全く理解していなかった。しかも、その後に検査した遺伝物質が一体どこから発生したものなのか見当もつかなかった。さらに、研究者らはコロナウイルスの特徴的な形態を持つ粒子を、自分らが製造するまで見つけられなかった。結論として、この論文にはSARS－CoV－2と称される粒子が発見されたという証拠も、ウイルスがこのオーストラリア人の病気に関与しているという証拠もない、ということになる。

SARS－CoV－2の「分離」とその特徴について記載されているどの論文でも、実験の第一段階はウイルスの培養から始まっている。全ての「ウイルス」ゲノムの解析は、この培養実験の結果に基づいてなされており、病人から直接採取した体液を用いたものではない。現行のウイルス学者らは、ＣＰＥを、ウイルスが存在し病気を引き起こすことの決定的な証拠として提示しているのである。

ウイルスの非存在証明――ステファン・ランカ博士の実験

それでは次に、ステファン・ランカ博士が最近行った実験を見ていくことにしよう。博士は、ウイルス学者が報告しているＣＰＥがどのようにして起こるのかを正しく理解するために、正当な科学的研究を試みたのである（２）。ステファン・ランカ博士は元ウイルス学者であり、海洋生物に生息する最初の「巨大」ウイルスを発見したことで広く知られているが、このＣＰＥ現象を徹底的に検証す

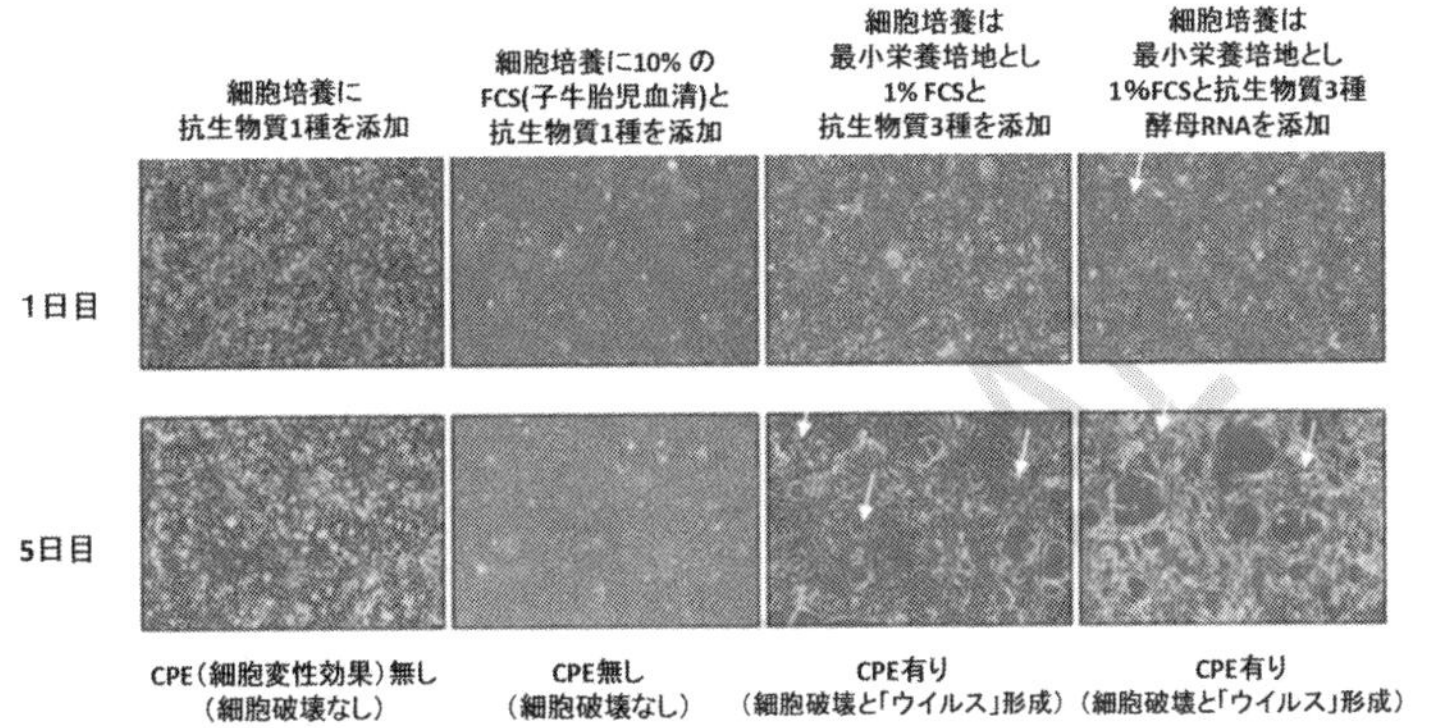

「ウイルス」は細胞破壊の結果に生じたものであり、病原体ではない！

ることにしたのだ。彼が導き出そうとした疑問は単純なものだった。すなわち、ＣＰＥは病原性ウイルスの存在によって引き起こされるのか、それとも培養プロセスの影響なのか？　というものである。

これが、ランカ博士の実験のエッセンスである。細胞培養を専門とする独立したプロの研究所で行ったものだ。この一連の写真（上図）が示すように、並んだ四つのコラムはそれぞれ別の実験である。

上段が1日目、下段が5日目に撮影されたものである。コラムの一つ目では、正常な細胞を通常の栄養培地と少量の抗生物質のみで培養した。ご覧のようにこの実験では、1日目も5日目もCPE（細胞変性効果）は見られず、細胞は正常かつ健康な成長を続けた。

コラム二つ目では、正常細胞に再度通常の栄養培地と少量の抗生物質を加えて培養したが、今回は10％のFCS（子牛胎児血清）を添加してより栄養分を高めた培地にした。やはりこの実験でも、培養細胞は1日目も5日目も正常に成長した。

三つ目のコラムは、ランカ博士の研究グループが、現代のあらゆる病原性ウイルス分離実験に用いられてきたのと同じ手順を踏んだ結果、どうなったかを示している。これは、栄養培地を「最小栄養培地」にする、つまり子牛胎児血清の割合を通常の10％から１％に下げることで、細胞が成長するのに利用できる栄養分を減らし、細胞にストレスを与えることを意味し、さらに抗生物質を3倍にした。結果はご覧の通り、実験５日目に特徴的なＣＰＥが発生し、ウイルスの存在と病原性が「証明」されたことになるが、この時点では病原性ウイルスは培養液に加えられていなかった。この結果から結論づけられるのは、ＣＰＥは培養実験のやり方に起因するものであり、ウイルスによるものではないということである。

最後の四つ目のコラムは三つ目と同じ実験方法であるが、違いはこの培養に酵母由来の純粋なＲＮＡ溶液を加えたことである。この結果も三つ目の実験と同様に、ＣＰＥを引き起こしているのは培養法によるものであり、ウイルスではないことが証明された。

酵母RNAを添加する理由は、「ウイルス」のゲノムを見つける方法、すなわち「アラインメント」と呼ばれるコンピューター処理にある。アラインメントのプロセスはRNAの断片をもとに開始され、理論上のゲノムを構築するものだが、実際の検体中にはどの時点にも存在しないものである。このゲノムは、決して人には存在せず、たとえ培養の結果であっても完全な形で存在することはない。

つまり、こうした短い断片を配列して「ゲノム」そのものを創り出すアラインメント・プロセスに基づき、コンピューターの中のみ存在するのである。この理由から、SARS─CoV─2の完全なゲノムは全て「in silico（イン・シリコ）」ゲノムと呼ばれ、コンピューター内にしか存在しないゲノムを指している。こうしたRN

A断片が充分にあり、テンプレートさえあれば、コンピューターはどんなゲノムでも再現することができるのである。

アラインメント・プロセスの仕組みがわかれば、ランカ博士の四つ目の実験が実際に何を意味するのかが理解できる。博士は、四つ目の実験から得た細胞培養の結果から、どのようなRNAウイルスゲノムでも見つけることが可能であることを示すことができた。この実験では、どのようなウイルスも加えられることはなく、存在することもなかった。

ここまでくれば、SARS－CoV－2の存在が科学的に証明されていないことは明白なはずである。そして、このウイルスの存在が証明されたことがないため、このウイルスが病気を引き起こすとか、「変異種」があるとか、特定のタンパク質、特に今ではすっかり有名になったスパイクタンパク質を含んでいるとか、あるいは他の特徴を持っている、などと結論づけることは不可能である。

そこで注目したいのがCOVID検査である。ウイルスの存在が証明されていないのであれば、また、ウイルスの検査を考えついた主な研究者が、実物のウイルスを扱ったことも所持したこともないと文書で認めているのであれば（3）、COVID検査は一体何を調べているのだろうか？　この疑問はまた、政府が対策を遂行するための手段としてCOVID検査がどのように操作され、その結果、世界中の人々に甚大な被害がもたらされたかを理解するという、重大な問題を示唆している。

第3章

PCR 検査は無効だった！
PCR 検査で検出されるのは
破壊された遺伝的配列であり、
「ウイルス」ではない

PCR法は診断検査としての機能を持つものではなく、DNA（デオキシリボ核酸）の断片を無限にコピーするために用いられる製造ツールだ。

PCR法を診断検査として用いるためには
２つの条件をクリアしなければならない。

１つ目の条件は、対象のゲノム全体の塩基配列を決定する必要があるということ。

２つ目の条件では、同じ塩基配列を含む可能性のある生物が検査対象となる検体に存在しないことを証明しなければならない。

SARS-CoV-2の場合、このいずれの基準も満たすことはなく、そもそもウイルスを分離することさえできなかった。

誰でもわかる！　ＰＣＲ検査の概要と、その無効性

ドイツのウイルス学者クリスチャン・ドロステンと彼の研究グループは、ＣＯＶＩＤ－19のＲＴ－ＰＣＲ（逆転写ポリメラーゼ連鎖反応）検査に使用するための最初のプライマー配列を考え出した。そしてこの配列は、たちまち世界中のＰＣＲ（ポリメラーゼ連鎖反応）検査の標準となったのである。以下の文章は、ドロステンらが発表した論文からの抜粋である。

「目的：私たちが目指したのは、公衆衛生の検査室環境下でウイルスが入手できなくても使用できる確実な診断方法を開発し、実用化

することであった」（1）。

この一文は、ドロステンと彼のグループがSARS－CoV－2検査の世界標準を確立したことを意味するが、彼らは実際にウイルスそのものを持っていなかったことを認めている。

これは耳を疑うような話だが、現代のウイルス学では標準的な手法となっている。その仕組みを説明しよう。PCR法は、1980年代にキャリー・マリス博士が開発し、ノーベル賞を受賞した技術である。マリス博士（2019年8月に死去）が再三指摘していたように、PCRは決して診断検査としての機能を持つものではなく、むしろDNA（デオキシリボ核酸）の断片を無限にコピーするために用いられる製造ツールだ。

原理としては、「プライマー」と呼ばれる短いDNA断片がPCRプロセスに用いられる。PCRはその断片をコピーする、すなわち「増幅」するもので、例えば1コピーから2コピー、2コピーから4コピー、4コピーから8コピーというように繰り返していく。コピー（増幅）の各ラウンドは「サイクル」と呼ばれる。仮に2コピーの断片から始めたとすると、10サイクル後には2048コピーになる。また、10コピーから始めた場合、10サイクル後には10240コピーになる。つまり、最初にコピーする数と、実行するサイクルの数によって、結果が決まるということだ。

この増幅プロセスの変形であるRT－PCRでは、DNAではなくRNA（リボ核酸）の配列が対象となる。RNA配列は逆転写酵素（RT）によってDNAに変換することにより、増幅サイクルにかけることができる。

このPCR法を（マリス博士の意図に反して）診断検査として使用するためには、様々な条件をクリアしなければならない。第一に、検査の目的が検体中に特定のウイルスが存在することを示すことであるなら、当然、使用されるプライマー配列が実際にそのウイルスから得られたものであることを証明しなければならない。つまり、まずウイルスを分離・精製し（第1章参照）、そのゲノム全体の塩基配列を決定する必要があるということだ。そこで初めて、検査に用いたプライマー配列がそのウイルスゲノムから直接由来していることを示すことが可能となる。第二に、PCR検査の塩基配列があるウイルスに特異的であると主張するには、同じ塩基配列を含む可能性のある生物（例えば微生物）が検査対象となる検体に存在しないことを証明できなければならない。上記の基準を一つでも満たさない場合、ＰＣＲ法は臨床の場でウイルスの発見ないし診断に使用することはできない。

ＳＡＲＳ－ＣｏＶ－２の場合、このいずれの基準も満たされることはなく、そもそもウイルスを分離することさえできなかった。分離されたウイルスがなければ、ウイルスのゲノムを知ることは不可能である。ゲノム、つまりウイルスの遺伝物質を構成する塩基対（または文字）配列がわからなければ、特定のプライマー配列がそのウイルスに由来するものであるかを確認することはできない。ドロステン・グループは、あくまでも「in silico」（コンピューター上での）ウイルスとそのゲノムに基づいて研究していることを認めているため、彼らのプライマー配列の全てが実際にＳＡＲＳ－ＣｏＶ

－2に由来するものであるという証拠はない。このことは、この検査全体が無効であることを意味する。

Off-Guardian（オフ・ガーディアン誌）の記者であるイーアン・デイビスが詳しく調査した結果、ドロステン・グループが彼らのプライマー配列がSARS－CoV－2だけに特有であることを証明できなかったことが判明した（2）。そのように主張するためには、ドロステンは、臨床検体中のSARS－CoV－2以外の物質が、その物質自体のゲノムにプライマー配列のコピーを含んでいないことを立証しなければならなかったはずである。BLAST（Basic Local Alignment Search Tool）と呼ばれる、地上に存在するあらゆる生物の主要な生体配列情報を比較するためのアルゴリズムとプログラムを用いて、デイビスは逆の結果を示した。つまり、ドロステンのプライマー配列をBLAST検索したところ、ヒトゲノムでは90以上の配列が、微生物でも90以上の配列が一致したというのである（2）。この結果が意味するところは、RT－PCR検査で「SARS－CoV－2」を同定するために使用されているプライマー配列は、ヒトまたは微生物（細菌、真菌など）由来の可能性があるということである。このため、これらのPCRプライマー配列がSARS－CoV－2に特有であるという主張は全て誤りである。

PCR検査で「陽性」となるのは、体内の組織の破壊が多い人——「ウイルス量」は無関係！

PCR法を診断検査として使用するのであれば、偽陽性と偽陰性の発生頻度も知っておかなければならない。例えば、血液妊娠検査を検証（精度を評価）したい場合、まず確実に妊娠している女性（超音波検査で子宮内に胎児が確認された女性など）を100人見つけることから始める。次に血液検査を行う。100人中99人が陽性であれば、偽陰性率は1％ということになる。続いて、閉経後の女性100人、つまり確実に妊娠していないとわかっている女性に同じ検査をする。100人中2人が陽性であれば、偽陽性率は2％となる。こうした前提があるからこそ、臨床医は信頼できる効果的な方法で検査を行うことができるのである。

一方、SARS－CoV－2 PCR検査には偽陽性と偽陰性を示す「ゴールド・スタンダード」としての基準が存在しないため、偽陽性と偽陰性の割合を評価することは不可能である。製造業者は、この問題を回避するために、自社の結果を他のＰＣＲ「検査」と比較することで、奇妙な循環論法を展開している。しかし、偽陽性率と偽陰性率を把握しない限り、このプロセスは検査とは言えず、ウイルスや病気が存在する可能性について何一つ役立つ情報を示さない無意味な手順でしかないのだ。

ＰＣＲ検査の意味にまつわる混乱には、ＰＣＲと関連のある「ウイルス量」というものがあり、医学的には、基準量の血液から測定されるウイルスの量と定義されている。この考え方は、どんな人でも病気になると組織が破壊されるということから来ている。この壊れた遺伝物質がＰＣＲのプロセスで増幅されると、ほとんどの場合「陽性」という結果になる。病状が悪いほど、陽性結果が出るまでのＰＣＲサイクルは少なくなる。

このことから、「ウイルス量」が多い人ほど病気になる傾向があり（つまり、より多くの組織が壊れている）、逆に「ウイルス量」が少なくPCR検査が陰性である人ほど組織の破壊が少なく、病気になりにくい、という暫定的な結論が導き出される。しかし、ここで重要なことは、これがウイルスとは何の関係もないということである。さらに、同様の原因（例えば、有害電磁波や青酸カリによる中毒）で病気になった人は、似たような組織の壊れ方をする傾向にあり、その結果、同じような遺伝子配列が生成されることになる。

こうして得られた塩基配列が増幅されると、科学者らはその人たちが「ウイルス感染」を患っていると主張するが、この場合もウイルスが関与しているわけではない。そうではなく、単に病気になると組織の残骸が生み出され、似たような病気になると似たような組織の破壊パターンが引き起こされるのである。ＰＣＲプロセスによってこうしたパターンが検出され、診断検査として誤って使用された場合、それが問題になるのである。

ＰＣＲ法を診断検査の目的で使用する場合の最大の危険性は、サイクル数により陽性と陰性の割合が決まってしまうことである。どのようなＰＣＲ「検査」であっても、25サイクル以下で行われたものは、ほぼ全ての場合で陰性となる可能性が高い。その程度の増幅サイクルでは、問題のプライマー配列を検出できることはほとんどないからだ。逆に、増幅サイクルが40回以上であれば、ほとんど誰でも陽性となる。その理由は、それらの配列が全ての人に存在するからであり、どんな人でも常に組織破壊を起こしているためである。

ＰＣＲが持つこの特徴の意味は明白である。もしも支配者が「ウイルスのパンデミック」が起きていることを示そうと思えば、サイクル数を40以上に増やせばよいだけである。その後、「パンデミック」に打ち勝つために行った介入がどのようなものであっても、その効果を示したければ、サイクル数を25以下に下げればよいのだ。突然、検査の感度が変更されただけで、「陽性」症例が全て「陰性」になるのである。

この潜在的な不正行為に対処する唯一の手段は、ＰＣＲを診断検査として使用することを排除することに尽きる。

第4章

人間は何からできているのか？
生命の基本構造を考える——
教科書で習った細胞は
人工物であり、実際は存在しない⁉

「ウイルスが存在しないのなら、なぜ人は病気になるのか」という切実な疑問に答えるためには、そもそも人間が何からできているのかを、解明する必要がある。

「人間が細胞からできている」という細胞説は、実は極めて新しい発想である。

さらに細胞は、侵襲性の高い処置の後に撮影されたものであるため、実際の構造を正確に描写していない。教科書で習った細胞は人工物なのだ。

実際に「生きている」細胞の写真にあるのは、薄い膜、水のような細胞質、ミトコンドリア、核、たったそれだけである。

細胞質は、アミノ酸、ミネラル、タンパク質を含むコヒーレント水からできている。

私たちの生命の基本構造である、弾力性に富んだ、クリスタルとも表現できるコヒーレント状の水は、一体どのような原理で生み出されているのだろうか？

その手がかりとなるのが、太陽のエネルギー、光、そして私たちが受け取るありとあらゆる周波数、エネルギー形態、波長、音、色、思考、感情などである。

つまり、私たちの体内を流れる水は細胞の外、ひいては生体の外からもたらされる影響によって左右されるのである。このシンプルかつパワフルなメカニズムこそ、健康と病気について理解するための鍵である。そしてそれは、生命を破壊するのではなく、生命に感謝し貢献する世界を創り直す秘訣でもある。

なぜ人は病気になるのか？――「人間が何からできているのか？」という疑問から考える

私はここ数年、「人間は何からできているのか？」という素朴な疑問をたくさんの人にぶつけてきた。返ってきた答えは、興味深いものから、ちょっと奇妙なもの、そして大変参考になるものまで様々だった。しかし、誰も私が求めていた答えを持っていなかった。複雑で、しかも結局は解明不可能なこの問題について、真実を知っているとと主張するわけではないが、私には、健康や病気、そして人はなぜ病気になるのか、病気になったらどうすれば良いのかを考える上で、大いに役立つと確信しているアプローチの仕方がある。

私は、「ウイルスではないのなら、なぜ人は病気になるのか」という、誰もが気になっているであろう切実な疑問に答えるためには、人間が何からできているのかについて、科学的に、しかも現実的かつ正確に解明しなければならないと考えている。

それでは、「人間は何からできているのか」という問いに答えるための、あるアプローチを考えてみよう。まず始めに、人間は頭、胸、腕、脚、眼、耳、その他多くの目に見える体の部分からできている。こうした目で見てわかりやすい部分の奥（下層部）には、一般的に臓器と呼ばれるものがある。心臓、肝臓、腸、神経などである。臓器が存在することが確認できるのは、多くの場合、自分や他人の臓器を直接感じることができるからだ。また、生きている人の手術をする際にも臓器を見ることが可能だし、生きている人の超音波検査やCTスキャンなどの画像診断技術を使うことで、容易に臓器を確認することができる。このことは、現代科学や医学が、私が経験した全ての自然医療システムと同様に、ときとして臓器をその中心に据えているという点で、大きな意味がある。例えば、古代から続く中医学は、まさに臓器を通して流れるエネルギーに基づくアプローチを行っている。私の知る限り、人間の内部にある多様な臓器の存在を否定する医学的な考え方はない。

では、さらに一歩踏み込んで、「臓器とは何か?」を考えてみよう。例えば、肝臓は何でできているのか?　一般的な「自明の理」としては、肝臓は肝細胞からできており、それがグループ化あるいは組織化されて肝臓という形になっている、という答えが返ってくる。しかし、ここに最初の矛盾点がある。まず私が把握している範囲では、生きている人の肝細胞を、無傷な状態の肝臓で直接見た人はいない。また、肝細胞は小さすぎるため、超音波検査、ＣＴスキャン、ＭＲＩ検査など、現在の画像技術では可視化できないことは言うまでもない。

肝細胞が生きた人の完全な状態（無傷）の臓器で直接観察されたことがないのは、純粋に技術的な理由によるものだろう。肝細胞はあまりにも小さいため、少なくとも光学顕微鏡がなければ見ることができない。そのため、科学者や医療関係者は、生きている人の肝臓から肝細胞を採取することによりそれを見つけることになる。そして、染色剤を使ったり、何かの方法で組織を作製したりして、肝細胞の特徴的な形態（形や構造）を光学顕微鏡で観察する。このプロセスは問題がないように思われるが、組織の一部を生きた母体から取り除くという単純な行為でさえ、その組織の形態、化学的特徴、そしてその動きに影響をもたらすことは避けられないという点は、広く認識されている。したがって、可能な限り正確であるためには、生体組織を調べる方法がその組織の性質を変えてしまう可能性を排除することが求められる。科学的結論を導き出そうとする者にとって、それが最優先されるべきステップである。

「細胞」の概念が出てきたのはつい最近――唯物論的思考から生み出された細胞説

興味深いことに、人間（ひいては全ての動物）が細胞からできているという科学的な見解は、どの伝統的な医療システムにも含まれていない。中医学、アーユルヴェーダ、ホメオパシー、その他の伝統的な治療法を問わず、少なくとも私の知るところでは、細胞の存在について言及したり話題にしたりしたものはない。このことは、生きた組織に細胞が存在しないことの証明にはならないものの、非常に好奇心をそそる歴史的事実である。

人間が細胞からできているという説は、実は極めて新しい発想である。ドイツ人医師のルドルフ・ヴィルヒョーが1850年代に提唱したもので、当時は批判や嘲笑の的でさえあった。この見解はヴィルヒョーが間違っていたことを証明するものではなく、細胞説がこの数世紀に特徴的な唯物論的思考から生み出された、長く連なる考え方の一つであることを示すに過ぎない。この場合、「唯物論的」

という表現は、この世に存在するあらゆるものと同様、人間も単なる一種の物質であるとする一派の思想を指している。唯物論的思考をする者にとって、「エネルギー」や「生命力」、さらには生命それ自体の探求といった発想は、端的に言って論外なのである。

最後に（現時点での）細胞説についてのコメントとしては、生物学者によると、人間は約188種類の組織から構成されているというものを挙げておこう。その中には肝臓、心臓、卵巣、眼の水晶体などが含まれる。この188種類のうち、約44種類が「シンシチウム（合胞体）」であると広く認識されており、残りは細胞から構成されていると考えられている（1）。シンシチウムとは無細胞の器官、つまり私たちが細胞と呼ぶような区分けが存在しない均質な構造のことである。このような器官の例としてよく知られているのが、眼の水晶体である（明らかに、眼の水晶体のように均質で平滑な構造を持つことは、器官の機能が光を透過することであることを考えれば、理にかなっている）。

細胞を分析する際に生じる疑問

なぜ細胞という構造が、例えば肝臓にメリットがあるのか、私にはその理由がわからない。肝臓が細胞構造を示していることは生検（生きた組織を殺して染色する必要がある）で確認できるが、それだけでは、細胞が肝臓の機能に有利な働きをしていることはわからない。むしろ、臓器が細かい区画（細胞）ではなく、一体化した均質なまとまり（組織）で構成されていれば、コミュニケーションがよりスムーズに、よりシンプルになるのではないだろうか？　いずれにせよ、細胞説には確かに問題点もあるが、少なくとも私たちの臓器によっては、内部が区分けされた、いわゆる「細胞」と呼ばれる部分から構成されているように見えると結論づけるに足る証拠が存在するとしよう。

しかし、細胞とは何か、と掘り下げていくと、さらに多くの問題に突き当たる。そこで私は、細胞生物学に少しでも興味のある人には、私が最も影響を受けた二人の生物学者、ハロルド・ヒルマン（1）とギルバート・リン（2）の全著作を読むことをお勧めする。私の意見では、この二人こそ、最も傑出した生物学者である。

リン（1919－2019）とヒルマン（1930－2016）

はいずれも、過去100年間の生物学はデーターの入手方法に欠陥があると指摘した。両者の研究は、実際に何が生体システムに存在するかを明らかにするとともに、存在するものと人工物とを区別する上で、極めて貴重なものである。人工物（アーティファクト）という言葉には、生きた無傷の生体に存在する構造物の形態や活動を、画像技術や解釈技術を使って見たときに、必ずしもそのままの状態で反映しているとは限らないという、本質的に理解すべき概念が含まれている。これは、特に電子顕微鏡の発明と使用において顕著に見られる。

人の細胞を詳細に分析することは、本書のテーマではないが、科学者らは必ず、生きた状態で組織を**取り出した後**に、電子顕微鏡写真を撮影するということを指摘しておきたい。取り出された組織はその後、極低温で凍結される、あるいは酵素溶液に浸され、重金属や有毒な染料で染色され、電子ビームを浴びて標本中の水分を即座に蒸発させ、そこで初めてスライド上の真空チャンバー内で検査される。こうした極めて侵襲的な処置が、いずれも組織の外観や機能を変化させるものではないと主張するのは、あまりにも馬鹿げている。ヒルマンが度々指摘していたように、電子顕微鏡写真の研究から得られる情報もあるが、そうした画像は全て**人工物**であり、実際の構造を正確に描写しているものはない。

覚えておいてほしいのは、ウイルスを可視化したいのであれば、まさにこの手順しかないということである。しかしそれよりも、これまで誰もウイルスを見たことがない、と言う方が正確であろう。私たちが実際に目にしたのは、下層組織に沈着した重金属の染色だけである。新しいクライオテクニック（凍結技術）によりこの問題は回避されつつあるが、それでも私たちが見ているのは凍結バージョンの粒子であり、それが無傷の生体内でどう見えていたかは知る由もない。

覆り得る生物学——組織を検査するためには検査過程を見直す必要がある

生きた組織の中に現実には何が存在するのか、この好奇心をそそられるテーマについて深入りすることはしないが、こうした探求を、ウイルス学に関する厄介な問題に重ね合わせて考えることはできるだろう。真の科学に取り組むには、自分の仮説に絶対的な確信を持たなければならない。特に、調査の方法が調べているものを変えていないかを確実に把握する必要がある。調査対象を変えることがないように、慎重に対照試験を行わなければならないのは当然である。だが、「急進的」科学者と言われるヒルマンが、対照実験の必要性を長年にわたって何度も指摘してきたにもかかわらず、今日の科学界ではこのような手順はほとんど無視されているのが現状である。

たとえ動物に麻酔をかけるようなことでさえ、その動物の生化学や組織の組成を変えてしまう可能性がある。本来なら、「実験室で検査されるヒトの組織や細胞を混合し、凍結し、脱水し、重金属で染色したらどうなるのか、またその生化学的反応機構はどう変化するのか」ということを問うべきではないだろうか？

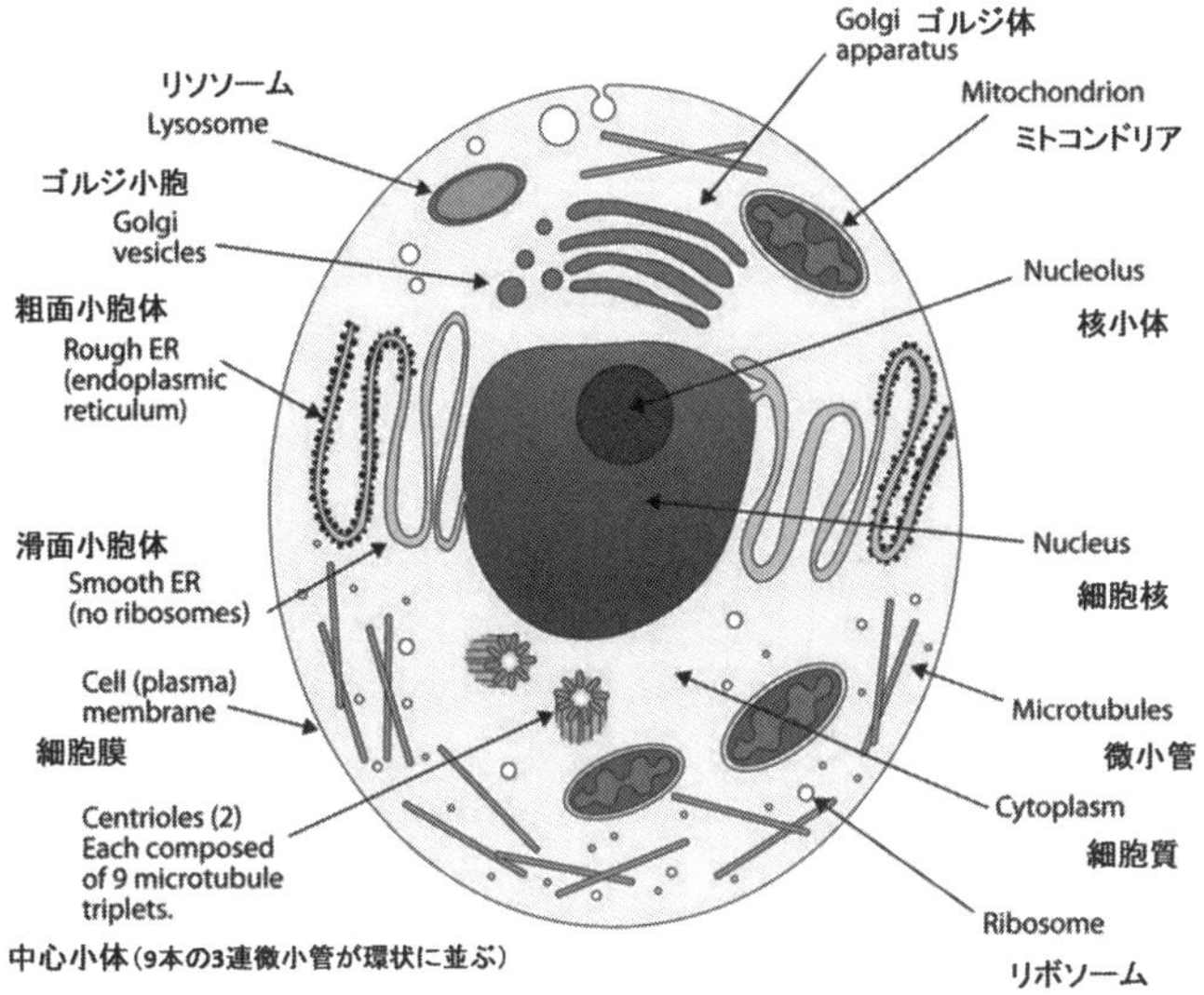

理論上における細胞の模式図

こうした疑問から探求を進めていくと、生物学に対する見方が一変し、その視点がより正確であるだけでなく、病気の予防や治療にもはるかに役立つことが判明したのである。では、これについてもう少し詳しく見ていこう。

まずご覧いただきたい最初の画像（上図）

は、教科書によく載っている細胞の模式図である。小さな円形の「リボソーム」と呼ばれるものは、現代の遺伝という概念にとって極めて重要な要素である。リボソームは、細胞内でメッセンジャーRNA（mRNA）がタンパク質に変換される場所と考えられている。このリボソームが人工物であることが明らかになれば、遺伝学の理論は根底から崩れ去ることになる。

リボソームの最初の発見以来、その姿は電子顕微鏡の高倍率でしか見ることができなかった。リボソームは必ず完全な円形をしており、「小胞体」と呼ばれる蛇に似た構造に付着しているか、あるいは細胞質（核の外側にある細胞の水分を持つ部分）に浮遊しているかのどちらかである。しかし、私たちが知る必要があるのは、平面画像で常に完全な円形をなしている構造は、「生命」という立体構造では必ず球形でなければならないということである。リボソームを見つけるためには、細胞の均質化が必要であり、つまり細胞をミキサーのようなものにかけるのである。しかし、完全な球形であってもミキサーにかけると、それが完全な円形に切断されることはあり得ない。これは球面幾何学の原則に反しているからだ。

言い換えれば、電子顕微鏡写真で何十年もの間見られてきた完璧な円は、現代のあらゆる細胞のイメージに用いられているものであり、それは明らかに人工物であるということだ。リボソームが生きたまま（無傷の）細胞内に存在することはあり得ない、というのがヒルマンが辿り着いた結論である。彼は自身の著書の多くでリボソームの歴史について取り上げ、そのような構造が細胞内に存在することを証明した者は一人もいないことを、段階的に明らかにしていったのである。ヒルマンによると、リボソームが円形に見えるのは、染色されたガスの気泡であり、これは組織を調製する際の必然的な結果として生じたものである。

小胞体は電子顕微鏡による画像以外では見られない！

さて、ここからは、人間の細胞を構成するもう一つの構造、小胞体を見てみよう。小胞体は長いチューブのような構造で、細胞構造図では、核の外膜と細胞壁に付着している。リボソームと同様、小胞体は電子顕微鏡写真でしか見ることができず、またリボソームのように、細胞がどのように機能しているかを現代的に解釈する上で極めて重要な要素となっている。それは、生物学者がＤＮＡは核の中にあり、核は膜によって結合されているという説を展開する際に直面した問題を解決するために考案されたものだ。つまり小胞体は「発明」された構造体なのである。

ｐＨは水素イオン濃度の指数である。生きたまま（無傷）の細胞を直接測定すると、細胞質内のｐＨと核内のｐＨが異なることが明らかになっている。この現象は、水素（Ｈ＋）イオンが細胞質から核へ自由に通り抜けることができないこと、また、核の膜がバリアとなって、Ｈ＋や他の小さなイオンが核から細胞質へと自由に行き渡るのを妨げていることを意味しているとしか考えられない。この観察から明らかな疑問が浮かび上がる。「ｍＲＮＡは、Ｈ＋イオンの何千倍も大きいが、どのようにして、ｍＲＮＡが作られる核から細胞質へと通過し、そこでタンパク質に変換されるのだろうか？

その際、核から細胞質へは、はるかに小さいH＋イオンも同時に通過し、結果的に核と細胞質のｐＨが同じになることはないのだろうか？」

細胞生物学者らは、核膜にくっついているように見える蛇状の線を目にしたとき、その答えを見つけたと思い込んだ。その答えとは次のようなものだ。ｍＲＮＡは核の中でＤＮＡから転写され、チューブ状の小胞体を通って核の外に出て、小胞体に付着しているリボソームと結びつき、そこでタンパク質へと書き換えられる。そして、ある時点で出口があるはずで、その出口はＨ＋イオンの何千倍も大きくなければならない（そうすれば、Ｈ＋イオンは小胞体の穴や出口に自由に出入りできる）。細胞生物学者らは、上記のジレンマを回避するために、ある種の一方通行の扉があるに違いない（それはいつか見つかるだろう）と仮定したのである。

この仮説には、出口という問題に加えて第二の問題がある。生きた細胞を光学顕微鏡や暗視野顕微鏡で観察すると、核が回転し続け、時には360度回っていることさえある。もし、核が細胞の外壁に紐でつながれているような構造であれば、核の回転は不可能である。小胞体についても同様である。つまり、単純な力学の法則からしても、小胞体は電子顕微鏡による画像以外では決して見られない構造であり、生きた状態（無傷）の細胞には存在しない人工物なのである。むしろ、電子顕微鏡画像を作るための破壊的手法によって生み出された沈殿物である可能性が高い。

先に紹介した画像、細胞生物学者が考える理論上における細胞の

細胞の中に実際に見えるもの

- **細胞膜**
- **核**
- **ミトコンドリア**
- **細胞質（水の様なジェル状の部分）**

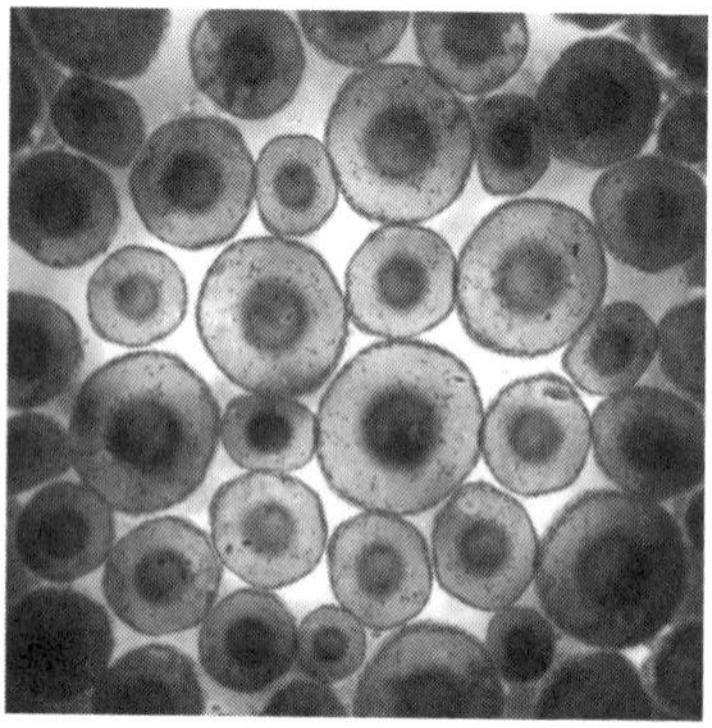

模式図と、この、実際に「生きている」細胞の写真（母体から切り離されてはいるが）を比べてみると、全く違った世界が見えてくる。この生きた細胞の写真に写っているように、実際にあるのは細胞の周りにある薄い膜、水のような細胞質、小さな黒い線（これがミトコンドリアであることは判明している）、そして核。たったそれだけである。驚くべきことに、何千ページにも及ぶヒルマンとリンの文献を読み終えて、私のこの見解は両者の結論と見事に合致するものであった。

前述のように、私たちの体は、均質な組織（合胞体）、あるいは細胞と呼ばれる区画のいずれかで構成されている。細胞は、単層の膜に囲まれており、この膜は脂溶性である可能性が高く、この部分こそが細胞内の水が最もジェル状の、または最も構造化された場所なのである。細胞質は、コヒーレント（あるいは構造化されたジェル状の）水からできている。水は、末梢に向かうにつれてコヒーレント性が増し、中心にある核に向かうにつれてコヒーレント性が低下する。

そして核であるが、これも薄い、脂溶性であろう単層膜で覆われている。二つ目の、生きた細胞の写真が示すように、実際の細胞内には他のオルガネラ（小器官）は存在せず、さらに膜にはポンプもレセプターもなく、ミトコンドリアにはクリステ（内膜の折り込み構造）さえないのだ。生命の基本構造は、古代から伝わる全ての英知、伝統的な科学や医学の教え、さらには慎重さは要するが現代の科学的観察とも調和するものであり、それはコヒーレント水、すなわち構造水と呼ばれるもので、アミノ酸、ミネラル、タンパク質といったものがその中に含まれているのである。

私たちの生命の基本構造である、弾力性に富んだ、クリスタルとも表現できるコヒーレント状の水は、一体どのような原理で生み出されているのだろうか？　その手がかりとなるのが、太陽のエネルギー、光、そして私たちが受け取るありとあらゆる周波数、エネルギー形態、波長、音、色、思考、感情などである。つまり、私たちの体内を流れる水は細胞の外、ひいては生体の外からもたらされる影響によって左右されるのである。

このシンプルかつパワフルなメカニズムこそ、健康と病気について理解するための鍵である。そしてそれは、生命を破壊するのではなく、生命に感謝し貢献する世界を創り直す秘訣でもある。自分たちが本来持つスピリチュアルな原点ともう一度つながり、世界全体を破滅させるようなエネルギーパターンに埋め込もうとする現在の流れから断ち切るための手段である。端的に言えば、それが私たちが直面している破局から抜け出す道なのだ。

第5章

私たちが「病気」と呼ぶ
ものの正体とは何か？
全てを統合・コヒーレント化する
水の性質が自然治癒法の
基礎をなす!?

水のニュー・バイオロジーでは、体内の水の
コヒーレント性が生命の基盤であると考える。

水には、アイデア、思考、意図、あるいはより科学的には、意識とでもいうべきものが存在する。その生きた結晶構造により、水はアイディア、つまり意識の一端を感じ取り、細胞質あるいは水性シンシチウム（合胞体）の「本体」に常に溶け込んでいる遊離アミノ酸を「集める」のである。

つまり、水には、何の設計図もなく、エネルギーを物質に変換するという驚くべき能力が備わっており、生命活動を行うための新たなタンパク質を作り出すのだ。

したがって健康とは、体内の水が外から得た情報を体へと自在に変換できる状態のことを言う。

一方、私たちが「病気」と呼ぶものの正体は、
外部からの情報が有毒・破壊的であること、
また、コヒーレント状態の体内の水をいびつ
な結晶状態へと変えてしまうことを指すのだ。

水はあらゆる情報を記憶し、統合する

ＣＯＶＩＤが始まってしばらくして、私は自分でポッドキャストを始めた。中でも、私が「水のニュー・バイオロジー」（１）と名付けている分野で、世界をリードする人たちにインタビューする機会に恵まれたことは大きな収穫である。実際には、このニュー・バイオロジーは新しいものではなく、多くの先住民が水と生体にまつわる仕組みに精通していたのだが、この考え方が今、明確かつ意識的に、そして深く理解されるときが来ているのだ。私にとって「ＣＯＶＩＤ」は、色々なことを意味しているが根本的には、生物学に対する見方、つまり生命観の危機である。私たちの行く手には二つ

の道がある。人類がどちらの道を選ぶかで、私たちの未来が決まる。

これまでのポッドキャストで、私が気に入っているのは、ヴェーダ・オースティンという女性へのインタビューである。彼女は、江本勝の先駆的な研究（2）に基づき、水にクリスタルのイメージを「作らせる」方法を学んだ。オースティンの技術はとてもシンプルだ。浅いシャーレに純水を入れ、音や言葉、写真または自分の考えなど、様々な影響を水に与える。その後、水を冷凍庫に入れて一定の温度に保つ。しばらくして、一部凍った水のシャーレを冷凍庫から取り出しそれを写真に撮り、水に含まれる結晶に形成されたイメージを探す。結果、彼女が見つけたものは驚愕に値するものだった（3）。

いつものように数分後、冷凍庫からシャーレを取り出すと、そこには見事なまでに、鮮明に映し出された結婚指輪の像があった。この画像は、彼女のウェブサイトやインタビュー（３、４）で見ることができる。

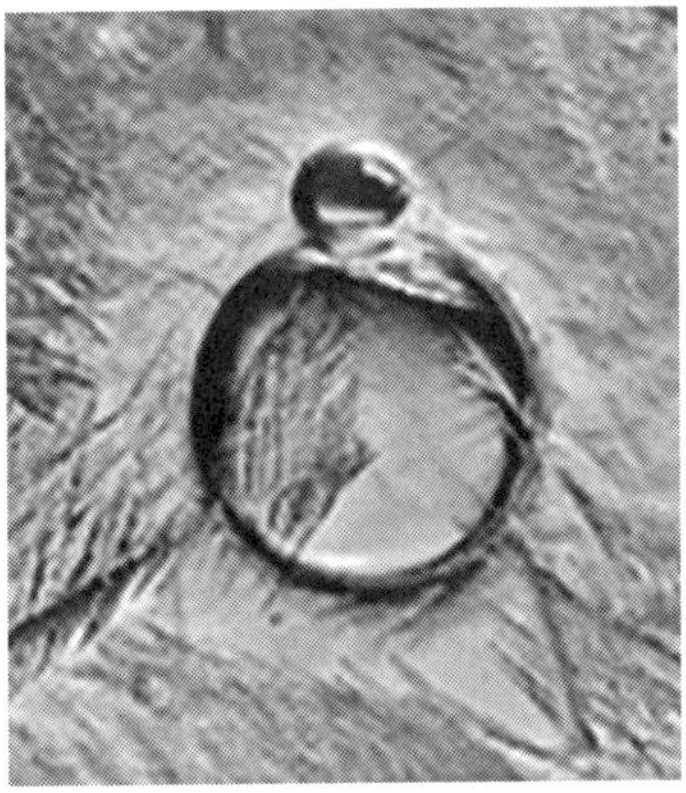
指輪

水というものが、非常に洗練された概念、例えば「結婚」という抽象的なテーマを情報として受け取り、そのエッセンスを明確に、鮮やかに、そして独創的に表現し、即座にイメージとして具現化する能力を持っているように思われる。

このシンプルにして驚異的なイ

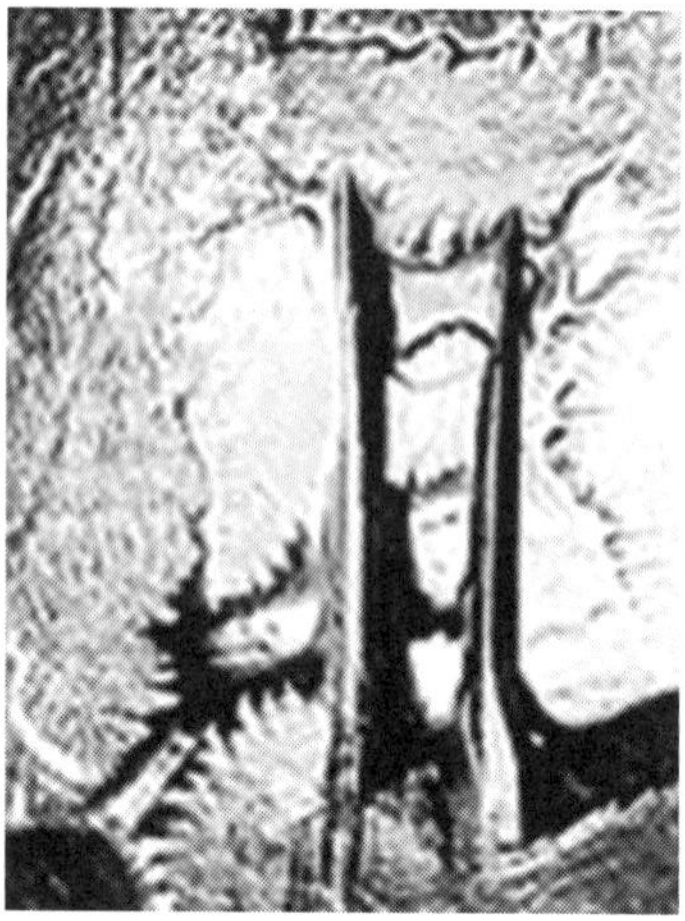

ロンドンブリッジ

メージ創出能力こそが、水というものが生物学において、そして人間において果たす役割を如実に物語っている。水の役割はあらゆるものの影響を集めることである。例えば、化学的なもの、ホルモンによる作用、光の波長、思考、感情、あるいは他の生物からの共振周波数などであり、水はそうしたあらゆる情報を統合し、コヒーレント（調和）のとれた全体としてまとめるのである。私たちは、コヒーレントな一体なのだ。

タンパク質はどこから来るのか？――
水の性質が、今までの生物学を覆す

タンパク質は、あらゆる生物学的構造の物質的な構成要素であり、水がコヒーレントなまとまりを作り出すための媒体である。科学者らは、少なくとも25万種類のタンパク質が人体に存在することを発見した。タンパク質には、酵素、ホルモン、「神経伝達物質」、構造タンパク質であるコラーゲンなど、実に様々なものがある。これらのタンパク質は、生命維持に必要なあらゆる活動を担っている。体の構造を支え、体内の毒素を排出し、体の各機能を正常に働かせる。

こうした膨大な数のタンパク質がなければ、生命は存在できない。しかし、疑問が生じる。「タンパク質はどこから来るのか？　タンパク質が作られるきっかけは何なのか？　これらの疑問に答えることで、生物学の新旧の分かれ目の本質が見えてくる。そして、「COVID」という筋書きの本質も見えてくるのだ。

旧来の生物学の答えは、全てのタンパク質は、遺伝子と呼ばれるDNAの特定の部分によってコード化されているというものだ。この遺伝子は核内でmRNAに転写された後、核からリボソームへと（どういうわけか）移動し、そこでDNAコードに埋め込まれていた特定のタンパク質に変換される。

長年にわたり、このプロセスはDNAからRNAへ、そしてタンパク質へと常に一方通行であると考えられてきたが、この見解、いわゆる遺伝学の中心的ドグマは、今や誤りであることがわかっている。突然変異と呼ばれているＤＮＡコードのどのような変化も、自然にタンパク質のバリエーションを生み出すものであり、この突然変異のプロセスは、自然淘汰が働くための要素だと考えられている。つまり、「適応性のある」突然変異がＤＮＡに生じると、その生物はより「効果的な」タンパク質を得ることができるという点で有利になり、この変化したＤＮＡは子孫全てに利点をもたらすという発想である。これが旧来の生物学の中核をなす考え方であり、その根本原理とは、ＤＮＡの中にあるとされている遺伝子配列である。

そこに登場したのがヒトゲノム計画である。このプロジェクトは、ヒトゲノムの全容解明を目的としていたが、結果は衝撃的なもので、ヒトゲノムは約2万から3万個の遺伝子で構成されていることが示されたのである。この発見は明らかに、約20万以上のタンパク質の生成は、すでに判明している遺伝子の配列とは無関係であることを意味する。つまり、一部のタンパク質は特定の遺伝子によってプログラムされているように見えるものの、大半のタンパク質は遺伝子の設計図なしに新たに作られているのである。

このことから、当然の疑問が湧いてくる。「これらのタンパク質はどこから来るのか？」遺伝学と自然淘汰のセオリーを何とか立て直そうと、科学者らは、酵素が2万個の遺伝子を切断し、つなぎ合わせ、何らかの方向性に従って並べ替え、そのコードが欠落しているタンパク質を作る、と仮定した。この説が正しい可能性もある。しかし、全てを変えてしまうような、もっと単純な説明が存在するのだ。

ヴェーダ・オースティンの実験で、水が結婚式の招待状から結婚指輪を連想し、それをイメージにしたということから、遺伝子の設計図がなくてもタンパク質の大部分は作ることができるということが読み取れる。水には、アイデア、思考、意図、あるいはより科学的には、意識とでもいうべきものが存在する。その生きた結晶構造により、水はアイディア、つまり意識の一端を感じ取り、細胞質あるいは水性シンシチウム（合胞体）の「本体」に常に溶け込んでいる遊離アミノ酸を「集める」のである。つまり、水には、何の設計図もなく、エネルギーを物質に変換するという驚くべき能力が備わっており、生命活動を行うための新たなタンパク質を作り出すのだ。

では健康とは何かというと、それは単に、絶えず変化し続ける状態のことであり、体内の水が外から受け取った情報を体へと自在に変換できる状態のことである。この変換プロセスは、何らかの神秘的な形で、自分というコヒーレントな存在が目指す最高の状態と調和していなければならない。それがうまくいけば、結果としてもたらされるのは、限りなく真の意味での健康である。

逆に病気は、この仕組みが崩れたときに起こる。外からの情報が有毒であったり、破壊的であったり、体内のコヒーレントな水に対して直接ダメージを与えるようなものであったりするためだ。例えば、暴言、脅し、強要、嘘、恐怖心を煽るような情報に恒常的に晒されることである。こうした負のエネルギーは、体内のコヒーレント水をいびつな結晶構造へと変えてしまう。

別の例としては、現代のライフスタイルの変化が挙げられる。つまり、太陽や自然界の様々な波動に身をゆだねる代わりに、Ｗｉ－Ｆｉや５Ｇといった強烈なパルス状の狭い帯域の有害電磁波を浴び続けるようになったことだ。自然でパルスのない広い帯域の波長から、単純で高強度のパルス信号へと切り替わったことで、私たちは有害な環境に身を置かざるを得なくなったのだ（５）。水が、こうした状況に直面するのはかつてないことであり、その結果何が起こるかは明らかである。私たちの細胞や組織は乱れ、カオスと化し、コヒーレントの状態が崩れ、やがて病気は避けられないものとなるのだ。

健康と病気を理解する具体的な例として、急性疾患を見ることで、私たちの体内を流れる水のコヒーレント（結晶）の状態が、いかに重要であるかを知ることができる。水のニュー・バイオロジーでは、体内の水のコヒーレント性が生命の基盤であると考える。このコヒーレントな水はラジオ受信機のようなもので、世の中から発せられる波長をタンパク質に変え、私たちの体を作り、生命を生み出している。病気は、いわばチューニングが合わなくなったラジオである。グリホサート、シアン化合物、ヒ素、重水素などの毒素を水に溶かすと、水の結晶が歪み、その結果、私たちは自然界が織りなす音を聴くことができなくなってしまうのだ。

私たちの体は、本来備わっている知恵として、この歪んだ結晶の水を先ず温めることでその構造を一旦溶かし、粘液の状態になると毒素を絡めて排出しようとする。残念ながら、私たちはこれを「病気」と呼んでいるが、実はそうではない。これは私たちの健康回復へのプロセスなのだ。

この単純明快な原理は、これまで実践されてきたあらゆる自然治癒法の基礎をなす哲学全体を説明するものである。温熱療法、スウェット・ロッジ、ホメオパシー、植物療法、中医学、そして現代のエネルギー療法といった自然療法は全て、解毒と、自然界からのエネルギーを体内に取り込むという二つの方法を組み合わせることにより、水のコヒーレントな状態を回復させることを根本的な目的としている。これこそが未来の医療の青写真である。

第6章

健康を確実にするための実践的ステップ

私たちの体内を流れる水は、ラジオが音波を受信するように、外部からのインパルスを集め、自分という一つのまとまりへと作り上げていく。

医学が重視すべきことは一つ、私たちの体内にあるこの進化し続ける結晶状の水をいかに守り、維持するかということである。

この章では、いにしえから実践されてきた自然治癒の真髄・健康の秘訣を８つ紹介する。

自然治癒の真髄に迫る！　健康づくりの実践的な方法

さて、ここまで、私たちが「何からできているのか」、そして生きているものがどのように構成されているのかについて、できる限り明快に、根拠に基づき科学的に述べてきたわけだが、これらの原則は、私たちが病気にならないようにするため、また、病気になってしまった場合に、そこから回復するために大いに活用できるものである。その基本的な考え方とは、全ての生き物は、コヒーレント水（構造水）でできており、その中には様々な要素（ミネラル、アミノ酸、タンパク質）が含まれているというものである。私たちの体内にある水は、外部からのインパルス（情報）を受け取る役割を担っている。こうしたインパルスには、化学物質、ホルモン、有害電磁波、毒素、思考や感情に至るまで、ありとあらゆるものが含まれる。私たちの体内を流れる水は、ラジオが音波を受信するように、外部からのインパルスを集め、自分という一つのまとまりへと作り上げていく。

健康とは、私たちの水の構造がたゆみない進化を遂げ、コヒーレントな状態、つまりより完璧な結晶になることを意味する。結晶の形が崩れると、私たちは病気になる。本来、医学が重視すべきことは一つ、私たちの体内にあるこの進化し続ける結晶状の水をいかに守り、維持するかということである。それこそが、昔から実践されてきたあらゆる自然治癒の真髄であり、健康の秘訣である。

ここからは、皆さんとご家族の健康づくりのための実践的な方法をご紹介しよう。

1．積極的に自然と触れ合う

裸足で大地を歩いたり、太陽の光を浴びたり、自然豊かな環境で過ごしたりする。森の散策、ガーデニング、好きな動物との触れ合い、バードウォッチングなどを楽しむ。また常に、人の手が加えられていない生き物や場所を探し、つながりを持つ機会をつくることも大切だ。なるべく自然の食べ物、例えばジビエやワイルドフィッシュ、野生のキノコなどを食べるようにする。現代のライフスタイルでは、私たちは本来あるべき姿からかけ離れた、弱々しく従属的な存在となってしまう危険性がある。これは絶対に避けなければならないことである。

2. バーチャルな体験はできるだけ避ける

現実とのつながりこそが、私が提案する最善のセラピーである。つまり、自分が考えていることと、自分が体験していることが現実なのだ。手つかずの森の小川に足を浸して午後のひと時を過ごすのと、森や小川の衛生についてのビデオを観るのとでは、全く意味が違う。健康は、前者の体験からもたらされる。

3. 食べ物は、本物だけを食べるようにする

本物の食べ物とそうでない物を知る上で、最も簡単な方法がある。「この食べ物は200年前に存在したのか？」と問うことだ。もしそうでなければ、食べない方が賢明だろう。また、本物の食材を取り入れた、現代人のための食事法に関する最良の情報は、

サリー・ファロン・モレル著『Nourishing Traditions（訳：伝統食のすすめ）』で知ることができる。

4．水は質の良いものだけを飲むように心がける

最良の水とは、大地から自然に湧き出て来る水である。ほとんどの地域に、何世紀にもわたって神聖な場所として大切に守られてきた泉がある。ガラスのボトルを用意して、そうした湧き水を利用して、飲み水や料理に使うという方法もある。さらに、水を構造化するディバイスなどを利用してコヒーレント水にすることで、より生命力のある水を作ることができる。私が知っている中で一番優れているのは、Analemma（アナレマ）社が開発したアナレマ・ワンドだ。これは、チューブ型携帯ツールで、普通の水をスーパーチャージされたフルスペクトラムのコヒーレントな状

態（構造水）に変えるというものである。

5. 体に必要なミネラルは全て、日々の食事から摂るようにする

ミネラル不足になると、体は不足したミネラルの埋め合わせとして重金属を吸収する。重金属による健康被害は、有害金属に曝されることよりも、むしろその大部分がミネラルが不足した食生活の結果としてもたらされるのである。ミネラルを充分に摂取するための最善の方法は、料理に Celtic Sea Salt（ケルティック・シー・ソルト）をふんだんに取り入れることである。これは、海洋保護区から採取された未精製の自然塩で、天日により蒸発させたものだ。ケルティック・シー・ソルトには、体内の水をコヒーレント状態にするのに必要な全てのミネラルが豊富に含まれている。

他の方法としては、プラズマ・ウォーターを１日30cc摂取することで、必要なミネラルを体内に取り込むことだ。これは、海に自然に発生する数少ない渦の中から採取され、ろ過された生の海水である。自然が生み出した渦には、大量の植物プランクトンが集まってくる。この植物プランクトンは海中のミネラルを食べ、ミネラル、栄養分、タンパク質を豊富に含んだ分泌物を渦の底へと沈めるが、そこから採取されるのがプラズマ・ウォーターである。この水に含まれる栄養素は、これまで１００年以上にわたり、あらゆる病気の治療に使われてきた。必要なミネラル分を手軽に摂取するには、最適な手段といえるだろう。

6. ミトコンドリアに栄養を与えて若さを保つ

私たちの細胞や組織の中に、唯一実際に存在すると証明できる小器官（構造体）がミトコンドリアである。その役割はＡＴＰを作り出すことであるが、ＡＴＰは一般的に考えられているようなエネルギー生産とは無関係である。ＡＴＰの実際の働きとは、細胞内のタンパク質の尖端部に付着し、タンパク質を開いて（広げて）その上に水の結晶構造を築くための中心点となるものである。わかりやすく言うと、水は、熱を加えてゼリーを作るのと同じ役割を果たしている。ゼリーを作るには、ゼラチンタンパク質と水を混ぜるが、最初は何も起こらない。タンパク質が水と相互作用しないからである。ところがこの混合物を加熱すると、タンパク質が開いて水と接触し、冷やすとゼリー状になる。同様に、ＡＴＰが細胞内のタンパク質に結びつくと、タンパク質がほどけて足場となりその上に結晶水が形成される。ＡＴＰがなければ、結晶水が作られないため、生命活動は成り立たない。

また、ミトコンドリアの最大の栄養素は赤色光の波長である。この波長は、直射日光の下で過ごすか、赤色光サウナを利用することで簡単に浴びることができる。このサウナの利点は様々あるが、例えばSauna Space（サウナ・スペース）社のファラデーサウナに入ると、有害電磁波から完全に遮断された状態で過ごすことができる。毎日のサウナは、体内の毒素を排出する最良の方法である。これは全ての人が健康法の一部として取り入れるべきものだ。

7. 有害電磁波から身を守る

遮蔽技術には効果的で価値のあるものが色々あるが、他とは異なるアプローチとして、BioGeometry（バイオジオメトリー）と呼ばれるヒーリング・システムがある。バイオジオメトリーとは、簡単に言えば、形や素材、模様を使ってエネルギーのパターンに対して方向性を与え、影響を与えるという古代からの習わしを現代風にアレンジしたものである。私はあらゆる人に、バイオジオメトリーの創始者であるIbrahim Karim（イブラヒム・カリム）の研究について調べてみることを強く勧めたい。また、カリムの下で学んだティカ・ヴァレス・カールドウェルは、リビング・デザイン・テクノロジーと呼ばれるエネルギーを調和させる（そして5Gを無効化する）ツールを開発している。

8．積極的に自分よりも大きく知恵のある存在、エネルギー、あるいは崇高な力とつながる方向性を見出し、それを追究する

長年の経験から、最善の導きと知恵は、私はガーディアン・エンジェル（守護天使）と呼ぶべき存在との対話から得られること

を学んだ。毎晩寝る前に、私は今日という一日を健康でいられたことを体内の水に感謝する。そして、その日あったことを振り返り、眠りに就くまでの間に抱えている重要な問題についてガーディアン・エンジェルに話す。その問題に対処するための導きや洞察を求めるのだ。目覚めたときに受け取る「助言」や「提案」の具体性には毎回驚かされる。大切なことは、提案されたことをできる限り実行に移すことだ。私の場合、必ずと言っていいが、アドバイスに耳を傾け、その通りに行動することが、結果的に最善の選択であることがわかった。これは単純だが、自らを幸運に導くための強力な実践法である。

付録

「外見で欺くこともできる」

本書を書いた後、2020年8月にSARS－CoV－2の存在を否定する新たな一撃となる論文が届いた。Cassol et al.（カソルほか）によるこの論文のタイトルは、『Appearances Can Be Deceiving - Viral-like Inclusions in COVID-19 Negative Renal Biopsies by Electron Microscopy（訳：外見で欺くこともできる－ウイルス様封入体によるCOVID－19陰性腎生検の電子顕微鏡検査）』（1）である。この論文は、米国腎臓学会に所属する査読付き学術誌『Kidney360（訳：腎臓360）』に掲載されたものである。つまり、これは科学界の主流派と呼ばれる人たちに広く受け入れられているものなのだ。

多くの人が、ＳＡＲＳ－ＣｏＶ－２の電子顕微鏡写真を見たことがあるのではないだろうか。白黒の写真で、かすかな輪郭の円の中に黒い点が写っているものだ（左の図）。ここに挙げたのは、これらの写真がウイルスの存在を証明する決定的な証拠になると主張する多数の論文に掲載された画像のほんの一例である。

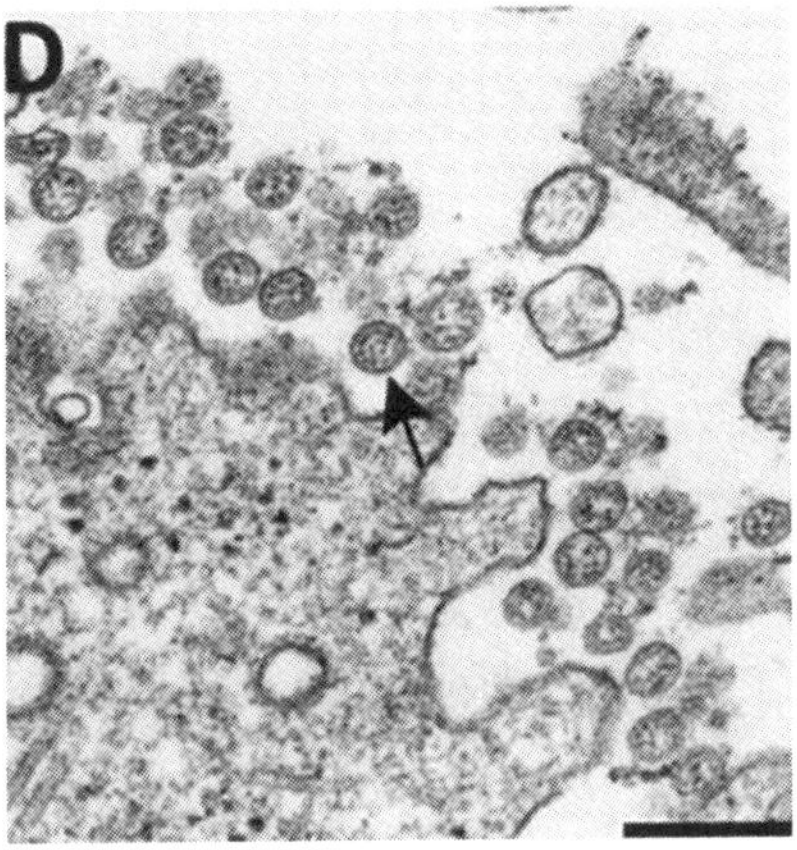

これらはウイルス学者が提示する写真であり、雑誌やインターネットで目にするコンピューターで作成されたカラフルな画像ではない。ウイルス学者はこれこそがウイルスの「本物」の写真であり、ウイルスが存

在する「証拠」であると主張する。しかし、実はこれらの写真はコロナウイルスではないことが判明しており、CDCをはじめとする他の機関は少なくとも2004年以来この事実を把握していた。

この2020年8月の腎臓論文は、こうした画像が細胞、特に病気の細胞内の正常な「構造体」を示しているのではなく、ウイルスを示しているとして、その根拠について考察している。以下はその論文に明確に記載されている内容である。

「私たちは、形態学的に**識別不可能**な封入体をポドサイト（腎臓細胞）と尿細管上皮細胞内に、コロナウイルス感染症2019（COVID－19）陰性患者と**COVID－19発生以前**の腎生検の両方で確認した」［強調表示は著者による］。

この意味は、研究者らはCOVIDであることの証拠がない人にも、ＣＯＶＩＤが起こる前、つまり、ウイルスがその存在を知られる前に採取した検体にも、同じ構造体を見たということである。

この論文の著者らは次のような仮説を立てている。

「私たちは、超微細構造学的に見れば、ＳＡＲＳ－ＣｏＶ－２ウイルスと形態学的に見分けがつかない内因性の擬態物質が存在する可能性があると仮定した」。

彼らは何を見つけたのか？

「ウイルス様封入体は、直径50～１３９ｎｍの単一小胞からなるものと、それよりも大き目の小胞の中に密集しているものとがあり、15例全てにおいて、ポドサイト、尿細管上皮、血管内皮細胞のいずれかに認められた」。

彼らが調査した15例全てに、ＳＡＲＳ－ＣｏＶ－２と呼ばれているもの（「ウイルス様封入体」）と完全に一致する構造体が発見された。それらは腎臓と血管の至る所に散らばっていた。いずれもウイルスではなく、細胞の正常な部分である。

次に、彼らはこれらの粒子がどのようにして生じるのかを説明している。

「可能性として挙げられるのは、SARS－CoV－2ビリオンを模倣した、細胞内に丸い小胞群を形成する数多くの自然模倣物質であり、最も有力なものは、エンドサイトーシス小胞や、エクソソームを含む微小小胞体などの、エンドソーム・コンパートメントの構成成分である。エンドサイトーシスによって形成される小胞は60－120nmであり、SARS－CoV－2（60－140nm）のサイズとほぼ同じである。これらのエンドサイトーシス小胞は異なるタンパク質でコーティングされている場合があり、最も一般的なものはクラスリンである。コーティングタンパク質があるために、これらの小胞を取り囲む電子密度の高い部分が存在し、ウイルス性のコロナがあるように見えるのであろう」

有名なコロナウイルスの「コロナ（冠）」について覚えているだろうか？　それは正常な小胞をコーティングする一般的なタンパク質に過ぎず、電子顕微鏡の試料を準備する段階で色素を取り込んでしまうことが判明している。つまり、「コロナ」の外観は、ウイルス学者とそのグラフィック・デザイン・チームが夢想した単なる虚構に過ぎないのである。

論文の著者らはさらに、当然ながらこうした粒子は健康な人よりも病気の人に多く見られる、と付け加えた。これは、まさに私がこの一年、示唆してきたことだ。死滅した、あるいは死にかけた細胞は、単に死にゆくプロセスの中で、また一部は毒を取り除くために、このような粒子を生み出すのである。

だが、最後のとどめは2004年に発表されたCDC（疾病予防管理センター）の研究を引用した、この言葉に象徴される（2）。「コロナウイルス粒子が正常な細胞成分と混同される可能性については、2003年のSARS発生の原因となったSARS－CoVのCDCによる詳細な超微細構造研究で、実際に明らかにされている」。

以上をまとめると、2004年にCDCは、研究者らはこれらの粒子がコロナウイルス粒子であることを確証できないことを認識していた。しかし、その後この件に関しては一切語られることはなく、ウイルス学者らは、前述の写真が新型コロナウイルスの存在を証明するものとして使い続けている。これは「COVID－19」に関連する全てのものと同様、クズ科学に基づいた詐欺である。

参考文献

第1章

（1）Taubes G. Epidemiology faces its limits. Science. 1995;269 (5221) :164-169.

（2）Massey Christine. Personal communication documenting replies to various Freedom of Information (FOI) requests from 58 governments of the world; these replies (as of July 25, 2021) indicate that 86 health/science institutions in 23 countries/jurisdictions have "no record" of "SARS-CoV-2" isolation/purification from any patient sample, "anywhere, ever." Responding institutions include the Public Health Agency of Canada, the CDC, the UK Department of Health and Social Care and the Indian

Council of Medical Research. See https://www.fluoridefreepeel.ca/fois-reveal-that-health- science-institutions-around-the-world-have-no-record-of-sars-cov-2-isolation-purification/. This link corroborates the claims made by Dr. S. Alexov, who serves on the Board of the European Society of Pathology, a professional group representing pathologists in 30 European countries.

(3) Engelbrecht T, Scoglio S, Demeter K. Phantom virus: In search of Sars-CoV-2. Off-Guardian, Jan. 31, 2021. https://off-guardian.org/2021/01/31/phantom-virus-in-search-of-sars-cov-2/.

(4) Enders JF, Peebles TC. Propagation in tissue cultures of cytopathogenic agents from patients with measles. Proc Soc Exp Biol Med.1954;86 (2) :277-286. doi: 10.3181/00379727-86-21073.

(5) Enders JF, Peebles TC, McCarthy K, et al. Measles virus: a summary of

experiments concerned with isolation, properties, and behavior. Am J Public Health Nations Health. 1957; (3) :275-282. doi: 10.2105/ajph.47.3.275.

（6）Giannessi F, Aiello A, Franchi F, et al. The role of extracellular vesicles as allies of HIV, HCV and SARS viruses. Viruses. 2020;12 (5) :571. doi: 10.3390/v12050571.

第2章

（1）CalyL, Druce J, Roberts J, et al. Isolation and rapid sharing of the 2019 novel coronavirus (SARS-CoV-2) from the first patient diagnosed with COVID-19 in Australia. MedJ Aust. 2020;212 (10) :459- 462. doi: 10.5694/mja2.50569. Epub 2020 Apr 1.

（2）Lanka S. Preliminary results: Response of primary human epithe- lial cells to stringent virus amplification protocols (unpublished). April 2021.

（3）Davis I. COVID19 – Evidence of Global Fraud. Off-Guardian, Nov. 17, 2020. https://off-guardian.org/2020/11/17/covid19-evi- dence-of-global-fraud/.

第3章

（1）Corman VM, Landt O, Kaiser M, et al. Detection of 2019 novel coronavirus (2019-nCoV) by real-time RT-PCR. Euro Surveill. 2020;25 (3) :2000045. doi: 10.2807/1560-7917. ES.2020.25.3.2000045.

（2）Davis I. COVID19 – Evidence of Global Fraud. Off-Guardian, Nov. 17, 2020. https://off-guardian.org/2020/11/17/covid19-evi- dence-of-global-fraud/.

第4章

（1）Hillman H. The Case for New Paradigms in Cell Biology and in Neurobiology. Lewiston, NY: Edwin Mellen Press, 1991.

（2）Ling G. In Search of the Physical Basis of Life. New York, NY: Springer, 2011.

第5章

（1）Cowan T. Cancer and the New Biology of Water: Why the War on Cancer Has Failed and What That Means for More Effective Pre- vention and Treatment. White River Junction, VT: Chelsea Green Publishing, 2019.

（2）Emoto M. The Hidden Messages in Water. New York, NY: Atria Books, 2005.

（3）Austin V. The Secret Intelligence of Water: Science, Art & Consciousness. https://www.vedaaustin.com/.

（4）Conversations with Dr. Cowan and Friends – Ep13: Veda Austin. https://www.bitchute.com/video/WidMJTGIVyHO/.

（5）Pall M. Wi-Fi is an important threat to human health. Environ Res. 2018;164:405-416. doi: 10.1016/j.envres.2018.01.035.

（6）Phillips JL, Singh NP, Lai H. Electromagnetic fields and DNA damage. Pathophysiology. 2009;16 (2-3) :79-88. https://doi. org/10.1016/j.pathophys.2008.11.005.

付録

（1）Cassol CA, GokdenN, Larsen CP, et al. Appearances can be deceiving – viral-like inclusions in COVID-19 negative renal biopsies by electron microscopy. Kidney360. 2020;1 (8) :824-828. https://doi.org/10.34067/KID.0002692020.

（2）Goldsmith CS, Tatti KM, Ksiazek TG, et al. Ultrastructural characterization of SARS coronavirus. Emerg Infect Dis. 2004;10 (2) :320- 326. doi: 10.3201/eid1002.030913.

トーマス・カウワン医師
自然療法のホリスティックなアプローチで知られ、健康や医療に関するさまざまなテーマで数多くの講演やワークショップを行っており、6冊のベストセラー作家でもある。

ウェストン・A. プライス財団の創設理事で、現在は同財団の副会長を務めている。

デューク大学で生物学の学位を取得後、1977年から1980年、平和部隊のボランティアとしてアフリカのスワジランドに派遣され、中学校でガーデニングを指導した。その地で出会ったウェストン・A. プライスとルドルフ・シュタイナーの研究が、キャリアに多大な影響を与える。その後、地元、ミシガン州立大学医学部に入学し、1984年に卒業した。

現在は、ニューヨーク州北部の農村地帯に妻のリンダと暮らし、妻と2人の息子と共に、4つのビジネスを展開している。1つ目は、ガーデニングの知識を駆使したDr. Cowan's Garden（ドクター・カウワンズ・ガーデン www.drcowansgarden.com）で、高品質の野菜パウダーやキッチン用品を扱い、2つ目のDr. Tom Cowan, LLC（ドクター・トム・カウワン www.drtomcowan.com）では、情報配信や人気のウェビナーシリーズを開催し、診療でも、また自身も使用してきた多くの健康関連製品を紹介している。また新たに加わった、3つ目のニューバイオロジー・クリニックは、会員制の健康相談と健康増進を目的とした幅広いサービスを提供し、4つ目となるニューバイオロジー・カリキュラムでは、医師や医療従事者向けにプレミアム・オンライン教育を実施している。

リーシャ
ナチュラルヘルス・コンサルタント＆翻訳家。

カナダ・ブリティッシュコロンビア州在住。

外資系航空会社機内通訳を経て国際線客室乗務員。

中医学を勉強し、鍼灸師の資格を取得後、操体法、波動療法、漢方、食事療法に携わる。

トーマス・カウワン医師主宰 New Biology Curriculum 修了。

同医師のベストセラー『ヒューマンハート・コズミックハート』の翻訳者。

呪縛を解き放つ！
ウイルスは妄想の産物
科学的エビデンスでウイルスと生命の真実を知る！

第一刷　2024年8月31日

著者　トーマス・カウワン
訳者　リーシャ

発行人　石井健資
発行所　株式会社ヒカルランド
〒162-0821　東京都新宿区津久戸町3-11　TH1ビル6F
電話　03-6265-0852　ファックス　03-6265-0853
http://www.hikaruland.co.jp　info@hikaruland.co.jp
振替　00180-8-496587

本文・カバー・製本　中央精版印刷株式会社
DTP　株式会社キャップス
編集担当　川窪彩乃

ISBN978-4-86742-400-1

ヒカルランド　好評既刊！

地上の星☆ヒカルランド　銀河より届く愛と叡智の宅配便

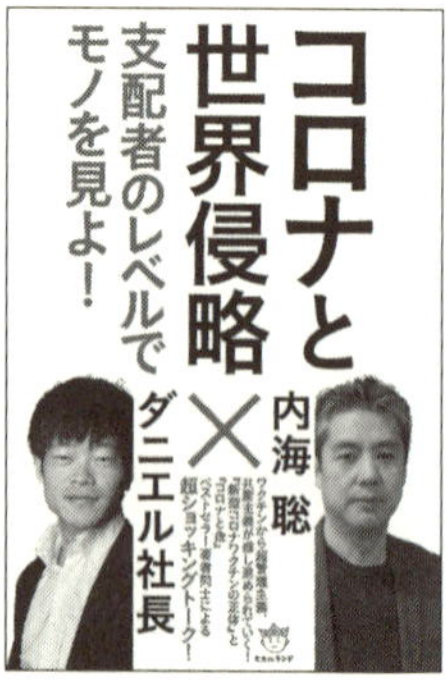

コロナと世界侵略
著者：内海 聡／ダニエル社長
四六ソフト　本体1,700円+税

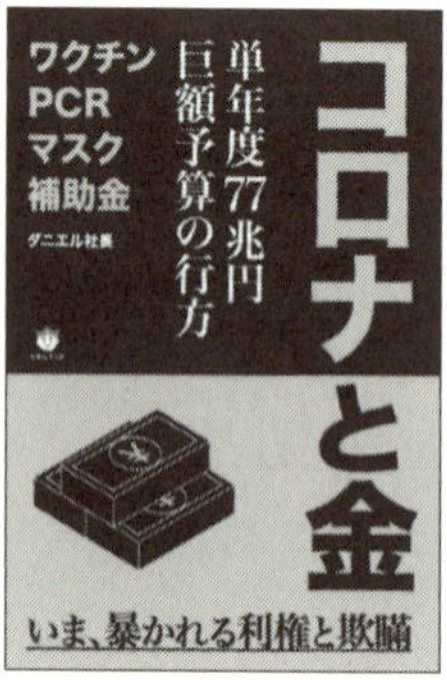

コロナと金
著者：ダニエル社長
四六ソフト　本体1,700円+税

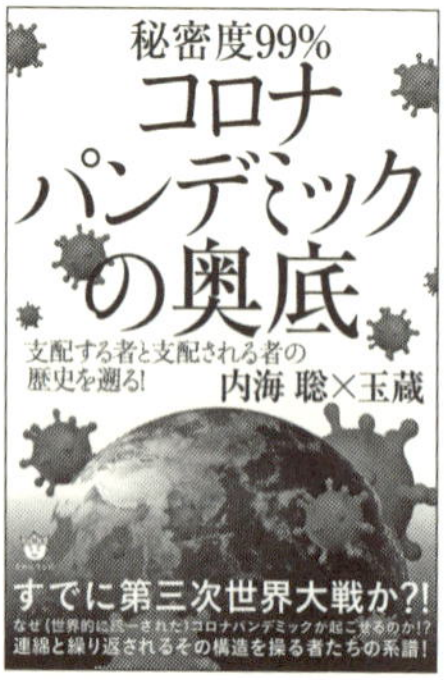

コロナパンデミックの奥底
著者：内海 聡／玉蔵
四六ソフト　本体1,500円+税

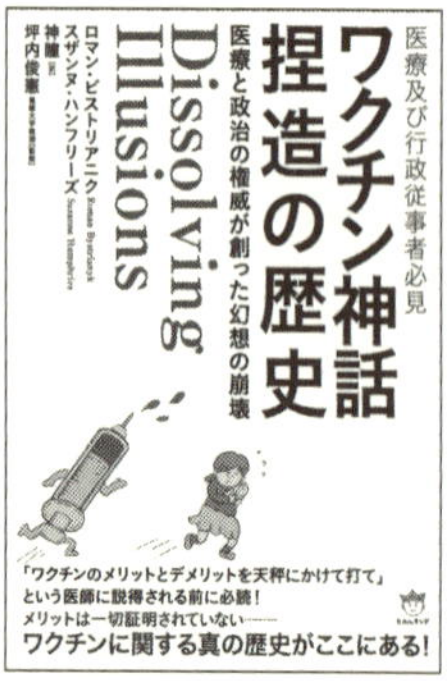

ワクチン神話捏造の歴史
著者：ロマン・ビストリアニク／スザンヌ・ハンフリーズ
訳者：神瞳
監修：坪内俊憲
A5ソフト　本体3,600円+税

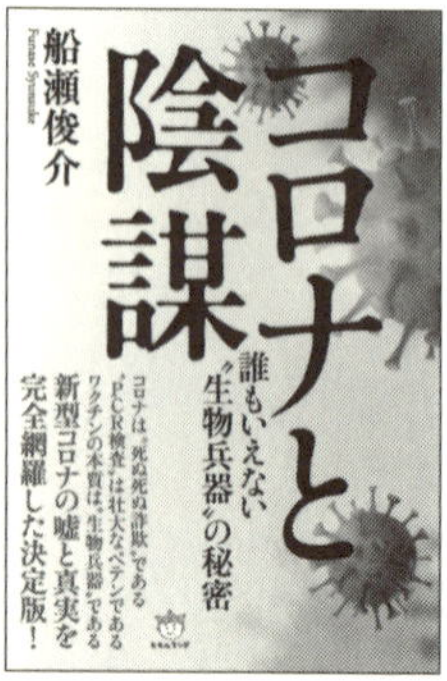

コロナと陰謀
著者：船瀬俊介
四六ソフト　本体2,500円+税

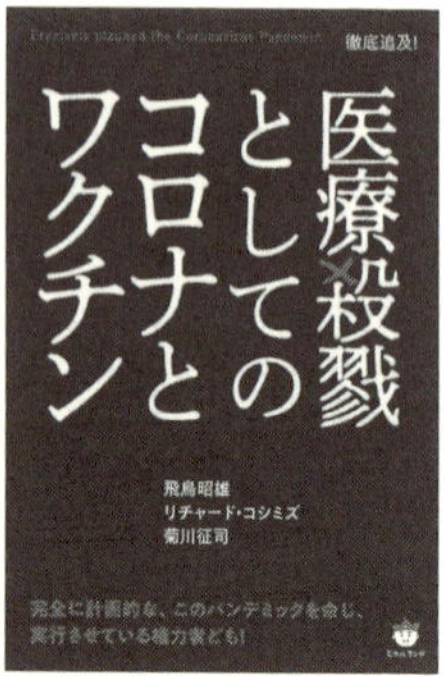

医療殺戮としての
コロナとワクチン
著者：飛鳥昭雄／リチャード・コシミズ／菊川征司
四六ソフト　本体1,800円+税